© **rodie.**edition

Alle Rechte vorbehalten, insbesondere das der Übersetzung, des öffentlichen Vortrags sowie der Übertragung durch Rundfunk und Fernsehen, auch einzelner Teile. Kein Teil des Werkes darf in irgendeiner Form (durch Fotografie, Mikrofilm oder andere Verfahren) ohne schriftliche Genehmigung des Verlages reproduziert oder unter Verwendung elektronischer Systeme verarbeitet, vervielfältigt oder verbreitet werden.

Alle Angaben erfolgen ohne Gewähr. Weder der Autor noch der Verlag können für Nachteile oder Schäden Haftung übernehmen, ebenso nicht für Personen-, Sach- oder Vermögensschäden.

1. Auflage	Januar 2016
Verlagsanschrift	Kreuzstraße 23 D-91077 Neunkirchen Deutschland
Internet	prozessmanagement.de
e-mail	info@prozessmanagement.de
Bildnachweis	David von Michelangelo Buonarroti, mit Bruchband.
Satz und Layout	© **rodie.**edition

Bibliografische Information der Deutschen Nationalbibliothek:
Die Deutsche Nationalbibliothek verzeichnet diese Publikation in der Deutschen Nationalbibliografie; detaillierte bibliografische Daten sind im Internet über http://dnb.dnb.de abrufbar.

© 2013 Name des Autors/Rechteinhabers : **Helmut Moldaschl**

Illustration: ©**rodie**.edition
Translation: ©**rodie**.trans

Herstellung und Verlag:
BoD – Books on Demand, Norderstedt
ISBN 978-3-7392-1956-1

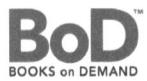

Helmut Moldaschl

Der Leistenbruch

Alles über eine Schwäche des starken Geschlechts

© **rodie.**edition

Inhalt

	Verzeichnis der Abbildungen	10
1	Für Eilige	17
1.1	In aller Kürze	17
1.2	Was ist so ein Leistenbruch?	17
1.3	Muss ein Leistenbruch behandelt werden?	18
1.4	Wie häufig kommen Leistenbrüche vor?	18
1.5	Wie stellt man einen Leistenbruch fest?	18
1.6	Gefahr bei Einklemmung?	19
1.7	Wer hilft mir?	19
1.8	Muss eine Operation sein?	19
1.9	Wie lange schon gibt es solche?	20
1.10	Was geschieht dabei?	20
1.11	Und nachher?	21
1.12	Hätte ich das Ding vermeiden können?	21
2	Wie war das früher mit dem Leistenbruch, und heute?	23
3	Die Beule an meiner Bauchwand	30
4	Wie kann ich feststellen was los ist?	37
4.1	Was sind die typischen Symptome eines Leistenbruchs?	37
4.2	Wie stellt der Arzt einen Leistenbruch fest?	37
4.3	Wo sind Facharzt und Klinik für meine Operation?	38
4.4	Wonach muss ich mich erkundigen?	38
5	Wie das bei mir war	42
5.1	Eine Überraschung	42
5.2	Die Vorbereitung meiner Operation	45
5.3	Die Operation	47
6	Was ist die Bauchwand?	57
7	Was sind die Faszien?	59
8	Was ist die Leiste?	61
9	Was ist die Ursache eines Leistenbruchs?	65
10	Welche Typen von Leistenbrüchen gibt es?	71
10.1	Was ist ein Indirekter Leistenbruch?	71
10.2	Was ist ein Hodenbruch?	72
10.3	Was ist ein Direkter Leistenbruch?	72

11	Welche Zustände von Leistenbrüchen gibt es?	73
11.1	Was ist eine Asymptomatische Hernie?	73
11.2	Was ist eine Symptomatische Hernie?	73
11.2.1	Was ist eine Symptomatische Reponible Hernie?	74
11.2.2	Weshalb ist eine Nicht-reponible Hernie gefährlich?	74
12	Bin ich ein Sonderfall? Wie häufig sind Leistenbrüche?	76
12.1	Wie häufig sind Leistenbrüche?	80
12.2	Leistenbrüche bei Kindern und Jugendlichen?	81
13	Die Anatomie der Leiste	83
13.1	Die Anatomie der intakten Leiste	83
13.2	Die Anatomie der beschädigten Leiste	85
14	Diagnose: Wie lässt sich ein Leistenbruch feststellen?	86
14.1	Was sind die Symptome (S) für einen Leistenbruch?	86
14.2	Wie erfolgt die Untersuchung?	90
14.3	Wie wird die Diagnose gestellt?	92
15	Therapie: Was sollte oder muss gemacht werden?	94
15.1	Wie wird die Therapie festgelegt?	94
15.2	Heilt ein Bruch zu?	94
15.3	Kritische Frage: Muss immer gleich operiert werden?	96
15.4	Was ist bei einer Erkrankung von Kindern zu tun?	99
15.4.1	Prävention bei Kindern?	99
15.4.2	Operation von Kindern?	100
15.4.3	Narkose bei Kindern?	101
15.4.4	Krankenhausaufenthalt von Kindern?	101
15.5	Was ist bei einer Erkrankung von Erwachsenen zu tun?	102
15.5.1	Gibt es wirksame alternative Maßnahmen?	102
15.5.2	Operation von Erwachsenen?	103
16	Kurzfassung: Welche Operationstechniken gibt es?	105
16.1	Was ist das Ziel einer Operation?	105
16.2	Was sind ‚Offene Methoden'?	105
16.2.1	Die Offene Methode ohne Netzverstärkung	106
16.2.2	Die Offene Methode mit Netzverstärkung	106
16.3	Was sind Minimal-invasive Methoden?	107
16.3.1	Minimal-invasiv, ohne Netz	107
16.3.2	Minimal-invasiv, mit Netz	107

17	Detailbeschreibung der Operationstechniken	109
17.1	Was sind Offene Operationstechniken?	110
17.2	Wer hat die Offene Technik erfunden?	111
17.3	Was ist die Technik nach Shouldice?	112
17.4	Was ist die Technik nach Lichtenstein?	115
17.5	Was ist TIPP?	117
17.5.1	Anwendungsbereiche und Vorteile von TIPP?	117
17.5.2	Operative Merkmale von TIPP?	118
17.5.3	Was sind die Ergebnisse von TIPP?	119
17.6	Weshalb werden Netze eingesetzt?	120
17.7	Welche Möglichkeiten der Netzbefestigung gibt es?	121
17.8	Ihr Körper soll äußerlich unbeschädigt bleiben?	123
17.9	Was ist die Minimal-invasive Chirurgie MIC?	124
17.10	Was ist ein Trokar, was ist ein Endoskop?	126
17.11	Was ist die Endoskopie?	128
17.12	Die Endoskopische Reparation der Leistenhernien?	129
17.13	Minimal-invasive Operationstechniken. Vorteilhafter?	131
17.14	Wie ist der Ablauf einer Operation in TAPP-Technik?	132
17.15	Wie erfolgt eine Operation in TEP-Technik?	134
18	Was ist eine Narkose und wozu braucht man sie?	138
18.1	Narkosetechniken: Wesentliche Unterschiede?	139
18.2	Lokalanästhesie: Das beste Mittel zur Narkotisierung?	139
18.3	Wann ist eine Vollnarkose erforderlich?	143
18.4	Wie läuft eine Vollnarkose ab?	144
18.5	Wie fühle ich mich nach einer Vollnarkose?	146
19	Welche Risiken bei einer Leistenbruch-Operation?	148
19.1	Welche Komplikationen können auftreten?	148
19.2	Vergleich zwischen TAPP und TEP Technik	150
19.3	Wie wahrscheinlich sind welche Komplikationen?	151
20	Wie kann ich mich auf meine Operation vorbereiten?	158
21	Was muss ich nach der Operation beachten?	159
21.1	Was tue ich bei Schmerzen, Schwellungen etc.?	159
21.2	Was tue ich bei Schmerzen?	160
21.3	Wann darf ich wieder unter die Dusche?	160
21.4	Darf ich essen und trinken?	160
21.5	Darf ich eigentlich rauchen?	160

21.6	Wann sollte ich mich kontrollieren lassen?	160
21.7	Wann ist körperliche Belastung ratsam?	161
21.8	Wie ist das mit der Verletzungsgefahr beim Sport?	162
22	Kann das Ding wieder auftreten?	164
22.1	Operations-Techniken und wie viele Rezidive?	164
22.2	Wie hoch ist die Rezidivrate bei Kindern?	168
22.3	Wie werden Rezidive behandelt?	168
22.4	Wie wirksam sind medizinische Maßnahmen?	170
23	Kann ich einen Leistenbruch rechtlich geltend machen?	175
24	Erfahrungen und Ratschläge aus der Öffentlichkeit	176
24.1	Präoperative Situation	176
24.2	Postoperative Situation	180
25	Was ist ...? Fachbegriffe	186
26	Literatur	207

Verzeichnis der Abbildungen

Abbildung 1: Der Leistenbruch 26
Abbildung 2: Leistenhernie, Offene Operationstechnik 52
Abbildung 3: Die Anatomie des Bauchs. Verschiedene Hernien 56
Abbildung 4: Die Struktur von Faszien 59
Abbildung 5: Die Position der Leisten 61
Abbildung 6: Anatomie der intakten Leiste, Querschnitt 83
Abbildung 7: Anatomie der beschädigten Leiste 86
Abbildung 8: Leistenbruch-Gürtel 96
Abbildung 9: Shouldice-Operation (ohne Netzverstärkung) 114
Abbildung 10: OP nach Lichtenstein (mit Netzverstärkung) 116

An alle Leistenbruch-Patienten!

Fast 30 % der Männer und 3 % der Frauen werden in ihrem Leben mit dieser Krankheit konfrontiert. In Deutschland unterziehen sich jedes Jahr über 200.000 Patienten einer Operation, in den Vereinigten Staaten sind es inzwischen 800.000. Für die Chirurgie ein krisenfreies Geschäft.

Und dabei ist der Leistenbruch keineswegs eine Erkrankung der Neuzeit. Man weiß, dass er schon seit einigen tausend Jahren gesundheitliche Probleme macht, aber erst seit wenigen Jahrzehnten hat man die Krankheit wirklich im Griff, in diesem erstaunlich komplexen Bereich in der Leiste, der kaum größer ist als ein Schnapsglas.

Aufgrund der vielen erfolgreich durchgeführten Operationen kennt man die Anatomie der Leiste mittlerweile sehr genau, und man weiß, was bei der Reparatur dieses Wunderwerks an Bindegewebe, Blutgefäßen und Nerven zu tun ist. Das raffinierte Gebilde zeigt beim Mann obendrein eine delikate Schwachstelle, nämlich genau dort wo der Samenstrang vom Hoden kommend durch die Bauchdecke tritt. Während Frauen diesbezüglich nichts zu befürchten haben, droht dem starken Geschlecht – so munkelt man jedenfalls – Ungemach in Form von Impotenz, Libidoverlust und Unfruchtbarkeit, sobald nämlich das Gesamtkunstwerk operativ geöffnet und an ihm herumgeschnitten wird. Aus jeder Richtung ist zu hören, dass man als Mann Schmerzen in der Leiste und im Bein verspürte, im Hoden oder am Hodensack, unter unerträglichen Druckgefühlen litte, sonderbares Kribbeln oder Pulsieren beim Stehen und Gehen wahrnähme, auch beim Tragen schwerer Lasten oder beim Sport, und gelegentlich wird man vom sarkastischen Hinweis überrascht, dass die empfindliche Körperregion beim Sex plötzlich in ganz anderer Weise rebellierte als gewollt.

Man sollte also zumindest in dieser Hinsicht die Finger davon lassen.

Es ist daher nur zu verständlich, dass viele angehende Leistenbruch-Patienten Angst vor verheerenden chirurgischen Fehlern haben und einer Operation lieber aus dem Weg gehen. Es sind fast immer dieselben Fragen, die einen Kranken oder einen angehenden Patienten beschäftigen. Angst aber kann ernste Komplikationen hervorrufen, nämlich wenn sie zu einer zeitlichen Verschiebung dringend notwendiger Maßnahmen führt. Meine Mutter hat immer in ihrem ‚Doktorbuch' nachgesehen, wie sie das dicke Ding genannt hat, um zu erfahren, wie das da in der versiegelten Briefen gemeint ist, die ihr der Facharzt an unseren Hausarzt stets nach einer Untersuchung mitgegeben hat. Briefe, die sie als Patient nicht einmal öffnen durfte, was mir bis heute unverständlich ist.

Haben die Kritiker also recht, und ist der operative Eingriff an der Leiste tatsächlich so geheimnisvoll und gefährlich wie man erzählt? Insbesondere das männliche Geschlecht ist extrem verunsichert, zumal sich viele diesbezügliche Darstellungen widersprechen. Was aber ist dran an dieser diffusen Furcht vor einer Gefahr, die sich in der Realität nicht immer so offenbart wie vielfach behauptet?

Zufällig nun hatte ich mich selbst vor einiger Zeit diesem Thema zu stellen und wurde medizinisch ebenso hervorragend wie unspektakulär operiert. Keine von den angeführten Entsetzlichkeiten ist mir widerfahren, und deshalb dachte ich mir, ich sollte Ihnen einfach darüber erzählen.

Als Einzelfall bin ich einerseits nicht repräsentativ, doch geht andererseits nichts über eigene Erfahrungen, und sie veranlassten mich letztlich, über die ganze Geschichte intensiver nachzudenken, als ich es ohne diese Episode getan hätte, und so stellte ich mir gleich ein paar Fragen:

- Ist das ganze klinische Getue tatsächlich so unsicher, so gefährlich, so schmerzhaft, wie es gelegentlich dargestellt wird? Haben die Mediziner wirklich keine Ahnung, wie es gerade manche Homöopathen darstellen, und ist alles nur Zufall, was da so herauskommt?
- Hat man also schlichtweg nur Glück, wenn man nachher nicht impotent ist?
- Muss man sich wirklich gleich operieren lassen, wenn man etwas bemerkt hat, egal wo man gerade ist, in der Kalahari oder auf dem Südpol, oder kann man abwarten, und wenn ja wie lange? Und mit welchem Risiko?
- Gibt es neben der Operation nicht doch eine genial einfache und schonende Lösung des Problems, wie in manchen Schriften

behauptet wird? Eine bisher unbekannte Variante der Homöopathie oder der Akupunktur? Man sticht einfach an der richtigen Stelle, und alles ist wieder gut?
- Vielleicht helfen Training, Diät, Umschläge, Massage oder gar ein Bruchband? Man lässt sich die Stelle sachkundig massieren, bei Vollmond zum Beispiel, und schon ist das Dings-da futsch.
- Und wenn operiert werden muss, welche Art von Operation ist die Beste? Welche die Sicherste? Wo sind die Koryphäen, die das blind machen?
- An wen kann man sich bei Fragen wenden? Wer ist der erste Ansprechpartner? Der Hausarzt, der alles weiß, von den geschwollenen Mandeln bis hin zu geheimnisvollen Krampfadern, und der alles auf Krankenschein spontan heilen kann?
- Und weil wir gerade beim Thema „spontan" sind: Wie ist es mit der Spontanheilung?

Weil objektive Informationen wichtig sind, habe ich genau recherchiert, denn ich dachte, Sie würden weniger Angst haben, falls Sie überhaupt ängstlich sind, wenn Sie mehr wüssten.

Ich denke, dass offene Fragen und Spekulationen, was sein könnte, einen Kranken stärker verunsichern, als das Wissen über die Situation und die Möglichkeiten, und so entstand dann dieses Buch. Mit einer offenen Darstellung der Operationsziele, der Randbedingungen, des Vorgehens und auch der möglichen Probleme und ihrer Bewältigung werden Ihre Bedenken zerstreut. Sobald Sie genug wissen, wird Ihnen die Angst vor der Operation genommen sein.

Aber nur über das Aufschneiden und Zunähen des Unterbauchs zu berichten, wäre mir offengestanden zu langweilig gewesen. Denn immerhin geschieht in der Stunde des Eingriffs Einiges, das gar nicht so trivial ist. Beim Schreiben stellte ich zum Glück auch dieses Mal wieder fest, dass man immer tiefer in eine Sache eindringt, wenn man sich mit ihr intensiv auseinandersetzt. Man erhält Kontakt mit verschiedenen Themen und beschäftigt sich dann auch mit ihnen.

Wenn sich aber der interessierte Patient mit der Sache ebenso intensiv und genau auseinandersetzen will, dann scheitert er schon an den lateinischen Bezeichnungen. Mit fünfzehn Jahren habe mich bereits gefragt, warum man zuerst Latein lernen muss, bevor man Medizin studieren kann. Hatte das einen praktischen Vorteil oder war es nur Gewohnheit. Wenn in den echten Fachbüchern ausschließlich lateinische Fachausdrücke verwendet werden, kennt sich kein Laie mehr aus. Ob das Absicht ist, weiß ich nicht. Glaube ich eigentlich nicht, die Verwendung der lateinischen Sprache hat sich wohl einfach so entwickelt, denn Latein war im Europa des Mittelalters generell die Verkehrssprache an Universitäten.

In meinem Buch habe ich also dort wo es notwendig war, deutsche und lateinische Fachausdrücke nebeneinander gestellt. Sie werden sehen, dass man damit alles sehr leicht verstehen kann, weil es eigentlich sehr logisch ist. Als letztes Kapitel gibt es ein Glossar mit den wichtigsten Fachausdrücken.

Weil in verschiedenen Kapiteln Dinge aus anderen Kapiteln vorkommen, werden Sie Zusammenhänge erkennen, die eben so verflixt sind, wie es die Struktur des Leistenbereichs eben ist.

So werden Sie eine Klinik oder eine chirurgische Praxis wahrnehmen als das, was sie ist: keineswegs eine feindliche Einrichtung, sondern ein hochqualifiziertes Zentrum, das nur darauf ausgerichtet ist, Ihnen zu helfen.

Um die Fähigkeiten und Möglichkeiten solcher Zentren zu erfassen, habe ich nach und nach begonnen darzustellen, was im Körper los ist, immer genauer und immer detaillierter, und was zu tun ist, um ihn lokal reparieren zu können. Zum Beispiel die Inguinal Hernie, den Leistenbruch.

Sie müssen nicht alles verstehen, um beispielsweise Ihre Entscheidung treffen zu können, wenn Sie unter einem Leistenbruch leiden. Schlagen Sie dazu einfach die betreffenden Kapitel auf. Sie werden sie leicht und sicher finden.

Wenn Sie hinreichendes Interesse haben, werden sie bald erkennen, was in Ihrem Körper los ist, woraus er besteht, was kaputt gehen kann oder mit der Hernie kaputt gegangen ist, und weshalb.

Bald werden Sie wissen, was bei einer Operation geschieht, mit welcher Narkose es erfolgt, warum es genau so gemacht wird und nicht anders, wo dabei die sensiblen Stellen liegen und vor allem wie es nach der Operation weitergeht. Nichts wird dabei beschönigt oder dramatisiert, wie es gelegentlich die Zeitungen tun.

Das Buch ist eigentlich in der logischen Abfolge aufgebaut, also mit der Entdeckung der Anomalie bis zu den Berichten verschiedener Leute. Aber manchmal muss man auch etwas zurückblicken. Daher wird einiges mehrfach aus unterschiedlichen Richtungen beleuchtet. Sie brauchen also nicht das ganze Buch von vorne bis hinten tapfer durchzuackern, sondern können direkt in das Kapitel einsteigen, das Sie interessiert. Wenn Sie bei der Lektüre auch irgendwo den Faden verloren haben, dann lesen Sie einfach weiter, und Sie werden sich bald wieder zurechtfinden.

Manche Themen werden nur am Rande gestreift, sie sind etwas trocken, so zum Beispiel die formale Bewertung der Qualität medizinischer Forschungsergebnisse, also die Frage, wie zuverlässig die Medizin ist, und welche Daten das auch bestätigen. Solche Aussagen halte ich für wichtig, auch wenn sie scheinbar nichts mit dem Leistenbruch zu tun haben.

Zufriedene Patienten melden sich meist nicht mehr, die Unzufriedenen aber erzählen überall ihre Probleme herum, womit ein falscher Eindruck von der faktischen Sachlage und den Fähigkeiten der Medizin und insbesondere der Chirurgie entsteht. Ihre Sicht auf die moderne Medizin wird mit fachlich-sachlichen Bewertungen objektiviert, und Sie brauchen sich nicht mehr von Vermutungen leiten zu lassen. Sie brauchen keine Angst zu haben, denn der Leistenbruch ist nichts Schlimmes. Wenn Sie ihn nur richtig behandeln lassen.

Anästhesie und Narkose sind wichtige Faktoren bei einer Operation. Vor ihnen haben Sie vielleicht Angst oder Bedenken. ‚Ist eine Vollnarkose gefährlich?', werden Sie fragen. Deshalb wird sie ausführlich behandelt.

Wenn ich nun operiert bin, was ist nachher, worauf muss ich aufpassen, kann ich gleich Sport betreiben, wie wahrscheinlich bekomme ich abermals einen Leistenbruch, und habe ich einen Einfluss darauf, dass das möglichst nicht wieder geschieht?

Auch wenn das Buch die Bedingungen im Bauchraum und viele Zusammenhänge, Risiken, Möglichkeiten der Therapie detailliert erklärt, sogar Schrittfolgen bei bekannten Operationsvarianten, so kann und will es kein medizinisches Fachbuch ersetzen, erspart Ihnen daher keinesfalls den Besuch beim Arzt und auch nicht fachlich fundierte Erklärungen und Ratschläge, wenn Sie meinen, erkrankt zu sein.

Also, beginnen Sie einfach mit dem Studium.

Kleine Anmerkung am Rande:

Es wird sprachlich nicht zwischen männlichen und weiblichen Patienten unterschieden, es sei denn, es hat sachliche Gründe. Es wird auch auf merkwürdige Varianten der sog. Neuen Deutschen Rechtschreibung verzichtet.

1 Für Eilige

Ja, ich weiß, Sie sind im Stress, haben keine Zeit für Kinkerlitzchen.

Eigentlich sollte so etwas wie ein Leistenbruch gar nicht vorkommen. Bei dem vielen Training und der ganzen top gesunden veganen Ernährung, bei der es keinen schädlichen Druck mehr geben soll im Darm und nirgendwo anders. Bei den unendlich zuckerlosen Tees, die Sie zu sich nehmen. Obendrein verschlingen Sie die wöchentliche Apotheken-Rundschau, wissen also was gesundheitlich gespielt wird. Schlucken konsequent die sündteuren naturreinen schweizerischen Nahrungsmittelergänzungsstoffe, mit denen man garantiert hundertdreißig Jahre gesund bleibt, jedenfalls nach den Hochglanzprospekten zu schließen. Machen auch die zwanzig unnützen Kniebeugen am Morgen vor dem Frühstücksfernsehen und die zehn Beinscheren. Absolvieren jeden Freitagabend in der dumpfen Sporthalle um die Ecke brav das physiotherapeutisch total professionell überwachte Bauchmuskeltraining. Dehnen und spannen Federn. Fahren mit dem Mountainbike. Schwimmen. Spielen Tennis fast wie Federer.

Und doch hat sie einfach unerwartet zugeschlagen, die normative Kraft des Faktischen: In Form dieser kleinen komischen Beule in Ihrer Leiste.

1.1 In aller Kürze

Irgendein Patient schildert das folgendermaßen:

„... ich hatte einige Tage Schmerzen in der Leiste ... auch so ein Druckgefühl und ein Zwicken ... zuerst habe ich schmerzstillende Tabletten genommen ... dann aber einen Knoten in der Leiste erkannt ... habe den blöden Urlaub abgebrochen ... war zu Hause gleich beim Urologen: der hat doch tatsächlich einen Leistenbruch festgestellt ... Einquetschung wäre die eigentliche Gefahr, hat er gemeint ... also vielleicht besser gleich Überweisung in die Klinik ... obwohl, im Moment bin ich beschwerdefrei ... weiß nicht, ob ich gleich hingehen soll ... vielleicht lieber abwarten ... oder doch nicht ... die Operation wird also demnächst durchgeführt ..."

1.2 Was ist so ein Leistenbruch?

Im Leistenkanal verlaufen neben zahlreichen Blutgefäßen und Nerven beim Mann auch der Samenstrang und bei der Frau das Mutterband. Wenn diese Hülle schwach wird, kann eine Lücke entstehen: vulgo der „Leistenbruch".

Der Leistenkanal hat einen Eingang und einen Ausgang: in der Entwicklungsphase des Menschen entsteht der Hoden im Bauchraum und wandert im Laufe der embryonalen Entwicklung über den Leistenkanal in den Hodensack. Der Leistenkanal verschließt sich vor der Geburt. Bleibt er allerdings offen, so können dort langsam Bauchorgane eindringen. Dies führt zur Vorwölbung am Bauch.

Beim Erwachsenen besteht eine gewisse Bauchwandschwäche, vielleicht auch eine Erweiterung des Leistenkanals. Bei stärkeren Belastungen, also bei schwerer Arbeit, Pressen, Husten, das heißt bei einer Erhöhung des Bauchinnendrucks, erhöht sich der Druck des Darms auf den Leistenkanal: dann wird die typische Vorwölbung in der Leiste erkennbar.

1.3 Muss ein Leistenbruch behandelt werden?

Muss man ihn eigentlich behandeln, oder ist er eine kosmetische Sache. In der Regel ist eine Operation ('OP') notwendig, denn eine rechtzeitige OP verhindert auf jeden Fall Komplikationen: es können nämlich Darmanteile in den Bruchbereich eindringen und dort einklemmen. Dann wird's kritisch.

1.4 Wie häufig kommen Leistenbrüche vor?

Von Kindern haben 1 – 3 % einen Leistenbruch, und sogar etwa 5 % der Frühgeborenen.
Männer überwiegen in dieser Disziplin gegenüber Frauen mit etwa 9 : 1. In Deutschland werden jedes Jahr an die 200.000 Operationen durchgeführt. Weltweit etwa 25 Millionen pro Jahr, damit sind 15 % aller viszeralchirurgischen Eingriffe Leistenbruch-OP und diese Art eine der häufigsten Operationsindikationen überhaupt.

1.5 Wie stellt man einen Leistenbruch fest?

Bei Kindern beim Wickeln oder bei der Körperpflege; man erkennt eine kleine Vorwölbung, die unbedenklich aussieht und leicht wegdrückbar ist.

Beim Erwachsenen ist ebenfalls relativ kleine runde Vorwölbung erkennbar, die mit der Zeit (Tage, Wochen) immer größer wird, wegdrückbar ist und in der frühen Phase keine Schmerzen, sondern eher ein leichtes Druckgefühl verursacht. Vielleicht ein leichtes Zwicken.

Wenn dann einmal richtige Schmerzen auftreten und die Wölbung nicht mehr wegdrückbar ist, ist das ein Zeichen für eine Einklemmung (,*Inkarzeration*'). Dann ist dringend ärztliche Hilfe erforderlich! Kein Spaß!

1.6 Gefahr bei Einklemmung?

Der Darm rutscht in den Bruchsack, klemmt ein, schwillt an, wird stranguliert und nicht mehr durchblutet. Gewebe stirbt in ein paar Stunden ab. Ein Darmverschluss ist dann nicht selten. Perforation, also Durchbruch des Darms ist möglich und damit eine Infektion der Bauchhöhle. Wie beim Blinddarmdurchbruch.

Eine lebensbedrohliche Situation!

Nun heißt es, so rasch wie möglich zu operieren, sonst ist das Leben gefährdet. Unter Umständen muss dann ein bereits abgestorbener Teil des Darms entfernt werden.

1.7 Wer hilft mir?

Bei schwachen schmerzlosen Symptomen hilft der Hausarzt; wenn also nur eine Schwellung besteht und noch keine Inkarzeration. Er kann in den meisten Fällen den Leistenbruch – so überhaupt einer besteht – diagnostizieren und wird Sie vermutlich an die Urologie überweisen.

Bei Ungewissheit, Schmerzen oder gar Fieber: sofort Urologie oder Klinik. Dort Untersuchung mit Ultraschall. Es könnte ja auch ein geschwollener Lymphknoten sein oder eine Gefäßerweiterung (,*Aneurysma*').

Bei der Diagnose ,*Leistenhernie*' (Leistenbruch) wird ein zeitnaher Operationstermin vereinbart.

Blutverdünner sind zu berücksichtigen, insbesondere bei *endoskopischer* oder *laparoskopischer* Versorgung in der Operation: sonst eventuell gefährliches Nachbluten und ggf. Verbluten.

1.8 Muss eine Operation sein?

Es gibt keine wirksame medikamentöse Behandlung zur Heilung des Leistenbruchs. Wer so etwas propagiert, ist ein Schwindler.

Einziges konservatives Mittel (zur temporären Beherrschung) ist das Bruchband: es muss fachgerecht angelegt werden, um Folgeschäden zu vermeiden. Ein Bruchband ist nur dann indiziert (verordnet), wenn eine OP aktuell nicht oder nicht mehr zugemutet werden kann.

Wenn also beispielsweise vorübergehend schwere körperliche Arbeit durchgeführt werden muss, aber noch kein Operationstermin ansteht. Mit einem Bruchband ist die Überbrückung nur während begrenzter Zeit möglich.

Eine OP sollte allerdings so bald wie möglich durchgeführt werden, denn der Bruch wird erfahrungsgemäß immer größer werden.

1.9 Wie lange schon gibt es solche?

Hernienchirurgie wird in der ‚medizinischen Literatur' zwar schon seit mehr als 3000 Jahren erwähnt. Man konnte allerdings bis vor wenigen Jahrzehnten nichts Sinnvolles dagegen unternehmen, da man nicht einmal wusste, wie das alles zustande kommt.

Edoardo Bassini war der Erste, der mit gutem Erfolg operierte.

Eine Netzverstärkung der Bruchlücke wird erst seit Anfang der 90er Jahre des letzten Jahrhunderts praktiziert. Gilbert (Miami) hatte bei einer konventionellen OP erstmal ein Netz eingesetzt.
Zunächst wurden die Netze lediglich (natürlich innerhalb des Körpers!) auf die Bruchpforte gelegt.

LeBlanc hat 1993 erste Netz-Implantationen auf dem Pfad durch die Bauchhöhle (‚*Laparoskopisch'*) beschrieben. Seither werden Operationen in der sog. Minimal-invasiven Technik immer häufiger und mit abnehmender Rezidivrate realisiert.

1.10 Was geschieht dabei?

Operationen können von außen oder vom Bauchinneren her erfolgen:
1890 Edoardo Bassini, Padua, hat nach Bauchschnitt den Bruchsack abgetragen, die Bruchpforte per Naht verschlossen, den Leistenkanal durch Nähte verstärkt und die Faszien mit der Muskulatur vernäht, um einen größeren Widerstand gegenüber dem Druck von innen zu erreichen. Das Verfahren wurde ca. 100 Jahre lang praktiziert.

Dann erfolgte die Weiterentwicklung dieses Verfahrens durch Edward Earle Shouldice, einem kanadischen Chirurgen. Er ersetzte die etwas starre Naht Bassinis durch eine elastischere Nahttechnik am Leistenkanal. Seine Methode wird auch heute noch angewendet.

Als Weiterentwicklung der OP-Methode implantierte Irving L. Lichtenstein Netze: bei der konventionellen Methode ('Offene Methode') werden sie auch heute noch von außen eingebracht.

Technische Erweiterungen sind die Minimal-invasiven Methoden ('Schlüsselloch-Chirurgie'): dabei kann die Bruchpforte (Bruchlücke) durch ein Netz innerhalb des Bauchraums abgedeckt werden. Es wird auf den Bruchring aufgebracht, was eine bessere Versorgung der Lücke garantiert, da der Darm das Netz gegen die Bruchlücke drückt. Das Netz wird durch kleine Öffnungen in der Bauchdecke (ca. 1 cm je Schnitt) in den Bauchraum eingebracht, dann das Bauchfell von innen eröffnet ('*Laparaskopische Methode*'), das Netz vor die Bruchpforte gelegt und das Bauchfell wieder vernäht. Eine technisch anspruchsvolle Methode, mit guten *Rezidiv-Ergebnissen*, also geringer Häufigkeit des Wiederauftretens eines Bruchs.

Andere Minimal-invasive Methoden vermeiden mittlerweile sogar den Durchgang durch den Bauchraum (keine Laparaskopie) und damit das Risiko der Verletzung des Darms.

1.11 Und nachher?

Wann die Leiste wieder 'funktioniert' hängt von der Operationsmethode ab:

Nach der konventionellen Operation von außen her, ohne Netz (Bauchschnitt; in Vollnarkose oder auch in lokaler Anästhesie möglich) muss die Leiste erst ein belastbares Narbengewebe entwickeln. Der Heilungsprozess bis zum Erreichen der Belastbarkeit der Narbe dauert ca. 3 Monate. Um einen guten Heilungserfolg zu gewährleisten, muss sich der Patient bei dieser Methode allerdings bis zu 2 lange Jahre schonen.

Bei der OP mit Netzverstärkung ('Offene Methode', Laparaskopische Methode' bzw. 'Nicht-Laparaskopische Minimal-invasive Methode' (beide Letzte nur in Vollnarkose) wird ein Netz auf die Bruchpforte gelegt. Dann muss nur so lange gewartet werden, bis das Netz nicht mehr verrutschen kann: das dauert etwa 2 bis 3 Wochen.

Die Folge dieser Technik ist die schnelle Einsatzfähigkeit des Patienten.

1.12 Hätte ich das Ding vermeiden können?

Zumal eine Bindegewebsschwäche angeboren und eine solche der wahrscheinlichste Grund für einen Leistenbruch ist, gibt es keinen wirklich wirksamen Schutz gegen sein Auftreten. Man kann zwar durch Minimierung des Bauchinnendrucks einer Hernie vorbeugen, weil ein erhöhter Druck die Schädigung der Leiste begünstigen kann. Übergewicht führt zu höherem Bauchinnendruck, man sollte also auf sein Gewicht achten.

Pressen beim Stuhlgang erhöht den Druck: damit der Stuhlgang funktioniert Ballaststoff-reiche Ernährung. Regelmäßiger Stuhlgang.

Husten und Niesen bewirken Innendruckspitzen. Möglicherweise sind sie aber nicht entscheidend für einen Leistenbruch.

2   Wie war das früher mit dem Leistenbruch, und heute?

[Stromayr C: Practica copiosa von dem Rechten Grundt deß Bruchschnidts. (1559), herausgegeben von Werner Friedrich Kümmel zusammen mit Gundolf Keil und Peter Proff, München 1983]

[Koch P: Die Geschichte der Herniotomie bis auf Scarpa und A. Cooper. Medizinische Dissertation, Berlin 1883]

[vgl.: http://www.krankenhaus-gross-sand.de/spezialgebiete/hernienzentrum/geschichte-der-hernienchirurgie.html]

Leistenbrüche sind keine spezifische Erscheinung unserer modernen Gesellschaft oder Lebensweise, sondern wurden bereits vor 3500 Jahren erwähnt. Erste Beschreibungen finden sich im Papyrus Ebers, 1555 v. Chr. Auch der berühmte griechische Arzt Hippokrates – er lebte 460 bis 375 v. Chr. – erwähnt in seinem 2. Buch ‚Über die allgemein herrschenden Krankheiten' die Brüche der Scham- und Nabelgegend. Daraus wissen wir auch, dass bereits im Altertum Notfalloperationen bei eingeklemmten Brüchen durchgeführt wurden, allerdings mit katastrophalen Ergebnissen, denn kaum ein Mensch überlebte. Was man ehemals unter einer ‚Leistenbruchbehandlung' verstand, konnte Albträume auslösen: Aderlaß und heiße Wickel, zu denen der römische Enzyklopädist Aulus Cornelius Celsus im 1. Jahrhundert n. Chr. riet, waren noch das Harmloseste, denn beispielsweise propagierte der griechische Arzt Paulos von Ägina im 7. Jahrhundert die Verwendung von Glüheisen.

Im Mittelalter reisten Bruchschneider durch die Lande. Diese fahrenden Gesellen boten ihre Dienste auf Jahrmärkten und Messen feil. Ohne Betäubung schnitten sie den Leistenring auf, drückten das hervorgequollene Gewebe nach innen und verschlossen die Wunde mit Holzstäbchen, Knochen oder Eisen. Gelegentlich eröffneten sie den Hodensack, unterbanden den Bruchsack zusammen mit dem Samenstrang und schnitten beides ab, so dass der Kranke gemeinsam mit dem Bruch auch den Hoden verlor. Aus purer Gewinnsucht operierten sie auch jene Kranke zu Tode, denen mit einem Bruchband zumindest über eine gewisse Zeit hinweg hätte geholfen werden können, auch wenn, wie wir heute wissen, dieser archaische Behelf keine dauerhafte Lösung ist:

‚Die erste Manier, die Brüche zu curieren', so alte Anweisungen, ‚sind die Bruchbänder'.

Letztlich musste das Bruchband ja lebenslang getragen werden. Eine Last, die aber zumindest erträglicher erschien, ‚... als dem gefährlichen und sehr schmertzhafften Bruchschneiden sich zu unterwerfen ...'. Aus Leder oder Metall gefertigt und individuell angepasst übte das Bruchband kontinuierlichen Druck auf die Bruchpforte aus und verhinderte recht und schlecht das Heraustreten des Bruchsacks.

Unterstützt wurden manche Behandlungen durch diätetische Empfehlungen wie beispielsweise jene zum Verzicht auf ‚windmachende Speisen'. Es waren immerhin lindernde und vor allem ungefährliche Maßnahmen im Gegensatz zu den fürchterlichen Operationen, während derer die meisten Patienten bis vor nicht allzu langer Zeit starben. Die meisten der wenigen Überlebenden nur wenig später an Wundinfektionen.

Der italienische Anatom Gabriele Falloppio (1523-1562) beispielsweise stellte seine Patienten auf den Kopf, schüttelte sie und berichtete dann von ‚guten Ergebnissen seiner Methode'. Tabakeinläufe waren eine von vielen Empfehlungen. Manche Heiler verabreichten sogar Eisenfeilspäne, um dann den derart gefüllten Bruchsack mit Magneten wieder in das Bauchinnere zu ziehen.

[Andraschke U: Der Leistenbruch im 18. Jahrhundert. Institut für Geschichte der Medizin der Universität Erlangen-Nürnberg. http://www.gesch.med.uni-erlangen.de/messer/ausstell/leiste/t_leis18.htm, ohne Datum. (Abgerufen am 04.12.2015)]

Man injizierte die absonderlichsten Mittel, unter anderem um gewollt eine Entzündung im Bruchsack zu erzeugen, sein Gewebe nachfolgend absterben und vernarben zu lassen, und damit einen Verschluss der löchrigen Faszie hervorzurufen. Auch diese Tortur wurde nur von wenigen Patienten überlebt. Man wusste ja nicht einmal, wie es da drinnen aussah ...

Bis ins 18. Jahrhundert hinein hatte der Leistenbruchpatient also die Wahl zwischen einer ‚heilenden' Behandlung, einem Bruchband oder einer sehr schmerzhaften und vor allem ebenso gefährlichen ‚Operation', die nicht selten tödlich ausging. Moderne Menschen mögen daher auch heute noch erschauern über Marter und Risiko, welchen ihre Artgenossen früher ausgesetzt waren.

Lange noch ging das so weiter, denn bis vor nicht allzu langer Zeit fehlten solide Kenntnisse über die Anatomie der Leiste und die Entstehung des Leistenbruchs. Die Behandlungsmethoden waren unqualifiziert und gefährlich, und sie bescherten dem Kranken nur selten ein erträgliches Leben. Vor rund 150 Jahren, als man noch keine brauchbare Narkotisierung, keine Anästhesie kannte, lag die Sterberate nach Leistenbruchoperationen bei ungeheuren 50 Prozent.

Im 19. Jahrhundert kam dann endlich der Durchbruch. Nach der Erfindung der Narkosemittel, der Wunddesinfektions- und anti-entzündlichen Mittel wurden die Anästhesie, die Antisepsis, also die Bekämpfung von Infektionen und nicht zuletzt die Asepsis, die Keimfreiheit bei Operationen, entwickelt.

Mit der neuen moderneren Leistenbruchchirurgie sank die Sterberate innerhalb kurzer Zeit auf unter 3 Prozent. Achtung: 3 Prozent hört sich so wenig an, es ist aber sehr viel.

Edoardo Bassini (* 1844 in Pavia; † 1924 in Padua), Professor an der Chirurgischen Universitätsklinik zu Padua, war der Erste, der die Bauchwand an der Leiste aufschnitt und dann durch diese Öffnung die Bruchlücke verschloss, indem er das Leistenband mit der Bauchwandmuskulatur vernähte.

Bis in die Achtziger Jahre des 20. Jahrhunderts hinein war mit Rezidivraten von 3 % der Erfolg seiner Methode unerreicht, denn innerhalb von 6 Jahren nach der Operation traten im Durchschnitt nur bei 3 % der nach seiner Methode operierten Brüche Schäden auf. Aus diesem Grund blieb sein Verfahren für die Reparation von *Leistenhernien'* oder *Inguinal-Hernien'*, wie Leistenbrüche medizinisch genannt werden, jene Öffnungen bzw. Lücken der Bauchwand, durch die sich Gewebe oder Organe aus dem Leibesinneren ausstülpen können, bis auf weiteres das am häufigsten angewandte Operationsverfahren.

Etwas später begann Edward Earle Shouldice (* 1890 bei Chesley, Bruce County, Ontario; † 1965, Thornhill, Ontario), ein Kanadier, die Technik Bassinis durch eine schichtweise Schließung der Bruchpforte zu modifizieren. Seine wesentliche Änderung des Bassini-Verfahrens betraf die Dopplung der *‚Fascia transversalis'*. Sie ist jene entscheidende Bindegewebslamelle zwischen Bauchfell und Bauchmuskulatur, die ein Leben lang den beträchtlichen Anteil jenes Drucks aufnehmen muss, den der von innen anliegende Darm auf sie ausübt, indem er sie dehnt, dreht, drückt und walkt.

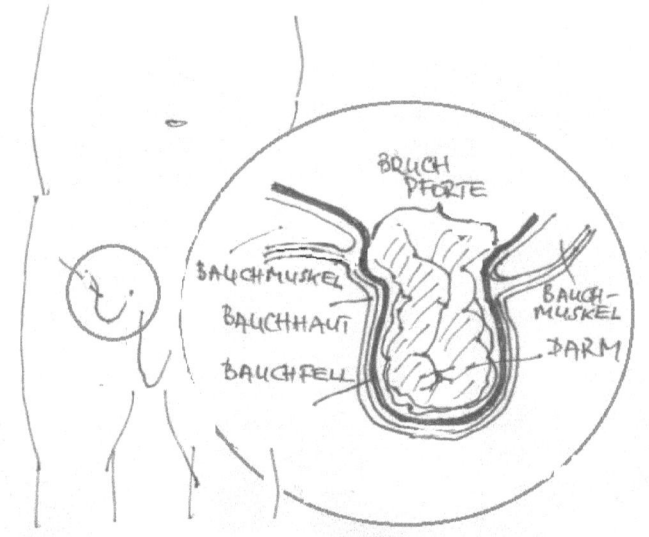

Abbildung 1: Der Leistenbruch

Das Versagen der Fascia transversalis – man bezeichnet dieses Versagen als „Bruch", was nicht bedeutet, dass es spontan auftritt – und ihre damit entstehende Durchlässigkeit für die anliegenden Darmschlingen an der Bruchpforte, sind die wesentlichen Gründe für die bekannte Beule am Unterbauch und eine nachfolgend unangenehme bis unerträgliche Situation des Patienten.

Shouldices Naht jedenfalls war deutlich haltbarer als jene Bassinis, und so konnte er mit seiner Technik die Rate von Wiederholungsbrüchen

(‚Rezidiven') weiter vermindern. Würden heute alle Leistenbrüche von einem spezialisierten Chirurgen in der Technik nach Shouldice operiert – was nicht der Fall ist, da mittlerweile auch die Shouldice-Technik verändert wurde –, so läge die mittlere Rezidivquote selbst 10 Jahre nach der Operation bei nunmehr etwa 2 %, bei kleinen Brüchen nur noch bei etwa 1 %, was eine deutlich größere Sicherheit für die Patienten darstellt.

Nur bei großen Bruchpforten und ungünstigen Bindegewebsverhältnissen, sowie bei alten und kranken Menschen mit zusätzlichen Risikofaktoren tritt ein solcher Wiederholungsbruch selbst bei dieser Technik häufiger auf. Deshalb nannte man die Shouldice-Methode eine Zeit lang das Verfahren der ersten Wahl, den ‚Gold Standard'.

Heute gehen in die Bewertung der Erfolge von Operationsverfahren des Leistenbruchs also nicht mehr makabre Sterbequoten ein – man stirbt im gewöhnlich nicht mehr an einer Leistenbruchoperation –, sondern die Rezidivquoten, also die durchschnittliche Anzahl sich nach definierten Zeiträumen wieder öffnende oder in anderer Weise problematisch gewordene Leisten. Ähnlich wie schon bei Bassini gilt also heute: wenn solche Fehler nicht innerhalb eines medizinisch vereinbarten Zeitraums auftreten – normalerweise wird der Zeitraum mit 5 Jahren festgelegt –, gilt die Reparation der kaputten Sehnenplatte, der defekten Faszia, als gelungen.

Weil mit der Zeit die Rezidivrate, insbesondere nach Operationen bereits vorher operierter Brüche sowie bei Narbenbrüchen, also bei schwierigen Fällen, immer noch als deutlich zu hoch bewertet wurde, begann man etwa ab Beginn des 20. Jahrhunderts mit dem Einsetzen von Kunststoffnetzen zur Bruchpfortenverstärkung, also mit der Implantation von verstärkenden Netzen.

Zunächst aber war die Gewebeverträglichkeit der verwendeten Kunststoffe nicht optimal. Erst die von Francis Usher Ende der Fünfziger Jahre des Zwanzigsten Jahrhunderts in der Hernienchirurgie eingeführten Polypropylennetze brachten eine deutliche Verbesserung der Situation.

Der Franzose René Stoppa hatte überdies eine Technik zur Behandlung von komplizierten großen Brüchen erfunden, indem er ein vergleichsweise großes Netz durch einen Unterbauchmittelschnitt zwischen Bauchfell und Bauchwand einlegte.

In den Siebziger Jahren geht es dann weiter aufwärts: Irving Lichtenstein erfindet die sogenannte ‚Onlay-Netzeinlage', das sind Spezialnetze, mit denen aktuell das in den USA am häufigsten angewandte Operationsverfahren realisiert wird. Die Ergebnisse der Lichtenstein-Methode sind sehr gut. Spezialisierte Hernienchirurgen erreichen unabhängig vom Leistenbruchtyp, also auch bei bereits bestehenden Rezidiv-Situationen mit endoskopischen Techniken Rezidivraten von 0,1 - 0,5 % innerhalb von 10 Jahren. Eine enorme Leistung, vergleicht man die Ergebnisse mit jenen des 19. Jahrhunderts.

Im näheren Bekanntenkreis werden auch Sie vermutlich jemand kennen, der unter einer Inguinalhernie gelitten hat oder noch leidet. Diese Ausstülpungen sind meist sowohl vom Arzt als auch vom Laien als weiche Vorwölbungen der Bauchwand erkennbar. Der Inhalt derartiger Hernien können Weichteile, Fettgewebe aber auch Teile des Dünndarms oder Dickdarms sein.

Hernien sind die am häufigsten chirurgisch behandelte Erkrankung, und die Inguinalhernie ist mit etwa 75 bis 80 Prozent aller Hernien die häufigste Bruchform. Männer sind fast zehnmal häufiger betroffen als Frauen, und die Leistenbruchoperation repräsentiert etwa 10 - 15 % aller allgemeinchirurgischen Operationen. Die volkswirtschaftlichen Gesamtkosten der Reparationen eines eher unscheinbaren Lochs im Bauch belaufen sich in Deutschland auf einige Milliarden Euro, in den Vereinigten Staaten auf mittlerweile fast 30 Milliarden Dollar pro Jahr (Stand Ende 2015).

An dieser eher unauffälligen Anomalie, sichtbar und tastbar auf der Oberfläche des Leistenbereichs am inneren Unterbauch, kann der Betroffene eben diesen Effekt beobachten, der dann entsteht, wenn Teile von Bauchorganen, beispielsweise des Darms, aus der Bauchhöhle hervortreten und von innen, durch die defekte Leiste auf das Bauchfell drücken.

Auch wenn die Ursache dieser ungewöhnliche Erscheinung, der Leistenbruch, in den meisten Fällen über längere Zeit keine oder nur leichte Beschwerden verursacht, wird sich die Bruchlücke nie wieder von selbst verschließen, sondern mit der Zeit immer größer werden. Zudem kann diese Veränderung insbesondere bei körperlicher Anstrengung Schmerzen in der Leistengegend verursachen. Doch vor allem bleibt das Risiko, dass der Darm im Leistenkanal eingeklemmt und von der Blutzufuhr abgeschnitten wird. Ab dann besteht akute Lebensgefahr.

Deshalb sollte eine Leistenhernie so bald wie möglich chirurgisch behandelt, also operiert werden. Welches der später vorgestellten Verfahren eingesetzt wird, sollte ein Facharzt unter Mithilfe des Patienten individuell entscheiden. Die Entscheidung hängt von der Art, der Lage und der Größe der Leistenhernie, sowie vom Alter und den Begleiterkrankungen des Patienten ab. Wenn mit Ruhe, Besonnenheit und vor allem ohne Zeitdruck vorgegangen wird, kann der Patient mit einer sicheren und dauerhaften Heilung und einem beschwerdefreien Leben rechnen.

3 Die Beule an meiner Bauchwand

Seien Sie ehrlich, bisher haben Sie sich nur selten darüber Gedanken gemacht, was da unter der Oberfläche Ihres Körpers am Werkeln ist, solange er außen schön aussah und Ihnen keine Schwierigkeiten bereitete.

Wenn er es dann aber doch einmal tat, meckerten Sie herum und hofften, dass der Zustand bald vorüberginge, denn er machte Sie unsicher, wo Ihnen bisher Begriffe wie Krankheit oder Schmerz nur in der Apothekenrundschau begegneten. Nun aber waren Sie nicht nur theoretisch, sondern körperlich betroffen, auch wenn es nicht weh tat und es Sie nicht ernsthaft behinderte. Im Unterbewusstsein aber dachten Sie ständig an dieses Problem und die Wiederherstellung Ihrer Gesundheit. Der Gedanke führte Sie in unbekannte Tiefen, wahrscheinlich würden die Konsequenzen der bevorstehenden Maßnahmen unangenehm sein, wichtige Zeit stehlen, Geld kosten und auch Schmerzen bereiten. Jedes dieser Argumente für sich allein, sagten Sie sich, wäre schon ein Grund, rabiate Maßnahmen, wie einen Eingriff oder gar erst eine Operation aufzuschieben und sich eher von solche Leuten beraten zu lassen, die Ihnen nicht gleich an den Leib wollten. Eine wohlige Wärmebehandlung könnte vielleicht helfen. Unter Umständen eine Salbe. Möglicherweise auch das Auflegen sanfter Hände an der richtigen Stelle.

Wissen Sie, im Grunde genommen sind wir ja nur am Äußeren unseres Körpers interessiert und an seiner bedingungslosen Funktionsfähigkeit. Wir schmieren und kneten und trainieren und verschönern ihn, manche Zeitgenossen lassen sich gegen teures Geld sogar blaue Zeichnungen einstechen, wie man sie früher mit Schaudern nur auf Unterarmen von Häftlingen oder Mitgliedern der Fremdenlegion bewundern konnte.

Hätten wir nur einmal für kurze Zeit die Möglichkeit wenige Millimeter unter unsere Haut zu blicken, dann wären wir maßlos erstaunt über die Komplexität, und wir würden erkennen, dass unser Körper nur zum kleinsten Teil aus dieser edlen glatten Haut, aus seiner Oberfläche besteht, sondern aus zahllosen Einzelteilen, von deren Existenz wir bisher nichts geahnt hatten, wohl weil sie niemals so richtig in Erscheinung traten. Jetzt aber wo nur ein kleines Teilchen seinen Dienst versagt, beginnen wir uns für die Niederungen zu interessieren: für die Anatomie unseres Körpers.

Man könnte herzlos feststellen, dass manche der unscheinbaren Gebilde das ganze Leben hindurch nur ein uns unbekanntes Ding in unserem Inneren von einem anderen, uns ebenso unbekannten Ding, trennen. Ein Abstandhalter also. Nicht mehr und nicht weniger.

Zu solchen unscheinbaren Gebilden gehören die beiden Leisten links und rechts über Ihrer Schenkelbeuge. Solange sie nämlich in Ordnung sind, ist alles gut. Nun aber, so scheint es zumindest, ist eine davon kaputt, denn da, wo vorher nichts war, ist nun knapp neben Ihrer Schenkelbeuge eine nicht zu übersehende Ausbeulung Ihrer wertvollen Haut. Vielleicht gerade so groß wie ein halber Golfball, vielleicht auch nur wie eine Walnuss, und jetzt plötzlich bekommen die beiden Leisten oder auch nur eine von ihnen für Sie jene Bedeutung, wie sie sie niemals in ihrem Leben hatten. Eine Bedeutung, etwa wie sie die Souffleuse hat, wenn Richard III strauchelt und stecken bleibt: „Mein Königreich für ein ... ein ..." „Pferd!"

‚Schaut her, hier bin ich, just an dieser Stelle!', flüstert die kleine Leiste zu ihrem Richard.

Das Ding wird Sie in seiner unerbittlichen Unscheinbarkeit beunruhigen und beschäftigen. Eine zeitlang werden Sie versuchen, die neue Erscheinung mit verschiedenen Erklärungen wegzudiskutieren. Mit Erklärungen der Art „... ich habe gestern abends wohl einen Klos zu viel gegessen ...", oder „... ein Apfel bläht natürlich, wenn man gleich darauf Wasser trinkt ..."

Sie werden versuchen, sich zu beruhigen, abzulenken, dann zunächst vorsichtig auf Ihrem neuen Ding herumtasten, werden feststellen, dass es sich weich und homogen und bei Berührung gar nicht unangenehm anfühlt, und vor allem dass es schmerzlos ist. Wenn Sie mit der Hand oder ein paar Fingern einige Sekunden darauf waren, wird es wieder verschwunden sein. „Offenbar bin ich jetzt geheilt", werden Sie sagen und aufatmen.

Ich warne Sie, die trügerische Ruhe wird nicht lange anhalten, denn spätesten nach der nächsten Bauchpresse wird das Ding wieder da sein. Unbekannte Innereien in Ihrem Körper werden dafür gesorgt haben, der Darm insbesondere, der allmächtige Herrscher, voll mit Pommes frites, Steaks, Kuchen und dem Ärger der letzten Besprechung.

Glauben Sie mir, ab jetzt werden Sie intensiver als bisher über Ihre Lebensgewohnheiten nachdenken. Das kleine Ding hat nämlich in kürzester Zeit das geschafft, was Ihrer Frau in langen Ehejahren nicht gelungen ist, die sonst so viel Einfluss hat, auch nicht dem Hausarzt, dem sie doch bisher fast alles glaubten und vor allem keinem Ihrer langjährigen Bekannten, dass Sie nämlich Ihre Lebens- und vor allem Ihre Essensgewohnheiten ändern sollten. Abends sollten Sie einfach nicht so viel fressen und vor allem nicht mit vollem Bauch ins Bett steigen. Dann würden Sie überdies Ihre Pfunde loswerden.

Und von all diesen Leuten werden Sie gleich den Befund hören: „Vermutlich ein Leistenbruch. Das kennen wir!", denn alle kennen ihn.

Nur ich kenne ihn nicht! Wie kann das sein!

Es kann sein. Offenbar ist also da tatsächlich etwas kaputt, ein zierliches Stück im Inneren, vielleicht nicht ganz kaputt, aber eben genau so kaputt, dass es nicht mehr all das perfekt zurückhält, was es bisher zurückgehalten hat, nämlich den Darm von der Bauchwand, und sie daher ausbeult. So einfach ist das.

Ab jetzt werden Sie morgens vor und nach dem Duschen nichts anderes beobachten, als den kleinen Buckel, der sich keck aus ihrem Bauch herauswölbt. Sie werden sich einreden, dass das nicht so schlimm ist, weil er in den letzten Tagen ohnedies etwas kleiner geworden ist, nach dem Drücken mit dem Handballen, und dass das alles ohnedies nichts ausmacht, und Sie werden sich über kurz oder lang mit dem neuen Gesellschaftsspiel angefreundet haben.

Ihr literarisches Interesse wird sich von Kriminalromanen ab- und geradezu manisch der medizinisch-homöo-osteopathischen Fachliteratur hingewendet haben. Sie werden im Internet stundenlang nach einschlägigen Abbildungen suchen und zum gefragten Spezialisten in der Sache geworden sein, denn immer mehr Ihrer Freunde werden sich als Kenner der Materie outen, weil sie ‚das Ding ohnedies auch haben'.

Bald werden Sie alle Facetten der unbekannten Erscheinung kennen, werden wissen, was man dagegen tun und was man nicht dagegen tun kann, was man dagegen tun sollte oder sogar tun müsste, damit es wieder verschwindet, was man lassen kann und was man keinesfalls tun darf. Sie werden auf unzählige Helfer, Sprecher, Wisser, Spezialisten, Ratgeber treffen.

Sie werden sich auf die Suche nach Möglichkeiten begeben, einer Operation zu entkommen, auch wenn Ihnen liebenswürdige Leute bedeuten werden, dass das nicht funktionieren wird. Und vor allem werden Sie, verpackt in klassische Häme, alles über die Schrecknisse des neuen Kumpels erfahren.

Wie bei jeder unbekannten Krankheit werden Sie zwischen totaler Sicherheit und abgrundtiefer Unsicherheit schwanken. Viele Ihrer Freunde werden Ihre intime Stelle bald besser kennen als Sie selbst, und sie werden Ihr Dilemma gnadenlos kommentieren, schon um ihr eigenes Erlebnis, nämlich das einer erfolgreichen Behandlung, lustvoll zu revitalisieren. Ihre bisherige Neigung, den Effekt zu verbergen, wird bald einer seltsamen Offenheit weichen, spätestens dann, wenn das Ding zu schmerzen beginnt. Bis dahin kann allerdings noch viel Zeit vergehen, in der es auf eine günstige Gelegenheit wartet, um an seine Bedeutung zu erinnern. Es wird das ähnlich tun wie sein Kollege nebenan, der Blinddarm. Freilich nicht annähernd so aggressiv, nicht gleich mit Entzündung und Fieber, denn die beiden sind einander ja niemals begegnet.

Wenn Sie Ihrer Leiste reflexartig etwas abverlangen, was sie nicht mehr verträgt, weil sie eben ein Loch hat, kaputt ist, dann wird sie ihre Macht ausspielen. Nicht wirklich bösartig, nicht ganz wie der Blinddarm von nebenan, denn noch ist sie keine Zeitbombe. Aber so ganz falsch ist die Bezeichnung ‚Bombe' wiederum auch nicht, denn auch sie kann recht unangenehm werden, und in solchem Fall wird sie Ihnen bedeuten, wohin es langgeht, nicht Sie bestimmen den Zeitpunkt einer Reise, denn immerhin kann die Kleine aus reiner Lust und Tollerei Ihren Darm einklemmen. Auf einer Kreuzfahrt in der Ägäis oder bei einer Durchquerung der Sahel Zone.

Klar werden Sie dieses Argument souverän vom Tisch wischen, „das kann nicht sein", werden Sie sagen, „ich bin niemals im Sahel gewesen, und wenn schon, dann wird es nicht ganz so schlimm werden." Meinen Sie. Sie können das locker behaupten, weil Sie noch niemals eine Einklemmung erlebt haben, ansonsten würden Sie sich an die Schmerzen erinnern und an die erbärmliche Hilflosigkeit.

In überraschend offenen Aussprachen werden manche Ihrer Freunde plötzlich zugeben, dass sie sich mit der Sache schon über längere Zeit hindurch beschäftigt hätten. Mit dieser Möglichkeit einer Einklemmung nämlich, die ja in Wirklichkeit gar keine Gefahr ist, weil sie ganz selten vorkommt. Siehe Literatur, werden sie sagen. Und dann werden welche auftauchen, die sich schon stillschweigend operieren ließen, ohne Ihnen etwas gesagt zu haben. Nicht einmal die Frauen hätten darüber getratscht. Stillschweigen eben, weil man nicht so gerne über solche Distrikte spricht. „Schon", korrigieren sie, wenn

manche dabei die Brauen hochziehen, „aber eben nicht in derart entwürdigendem Zusammenhang."

Natürlich hätten sie es niemandem erzählt, weil es doch keine so große und überdies eine recht intime Sache sei. Nicht der Rede wert sei es, fast jeder Mann hätte es, und Sie wären ohnehin der einzige noch lebende Angsthase auf diesem von Unheil geplagten Planeten.

Lächerlich wäre so eine OP. Spitzensportler aus ihrem Bekanntenkreis wären knappe sechsunddreißig Stunden nach der OP – schon aus Zeitgründen kürzt man ‚Operation' in Fachkreisen mit ‚OP' ab, und weil es einfach lässig klingt – also schon nach sechsunddreißig Stunden bereits wieder auf dem Tennisplatz gestanden. Einmal bis zum Technischen K.O. allerdings nur. Wo doch andere, und das soll schon auch einmal gesagt sein, wochenlang im Krankenhaus dahingesiecht sind, mit Nervenschmerzen in der Leistenbeuge oder sonst wo, und sie hätten kaum aufs Klo gekonnt.

Die Breite der Möglichkeiten, was da alles so passieren kann, wird Sie völlig unvorbereitet treffen und komplett verunsichern.

„Behalten Sie das bitte alles für sich, aber was man mit dem gemacht hat, heute würde er sich nicht wieder operieren lassen", werden die Einen sagen, „zumal die Osteopathie solche Fortschritte gemacht hat, und ihr Anwendungsbereich so riesig ist und die Operation ohnedies völliger Nonsens", die Anderen.

Ich will Ihnen jetzt nicht die ganze Bandbreite journalistischer Bösartigkeiten präsentieren, aber manche von den wirklich Tapferen, die gerne und ausführlich berichten, erzählen halt von ganz schrecklichen einseitigen Kopfschmerzen und mehreren tauben Zehen und Fingern, gleich nach der OP sei das alles aufgetreten oder sogar noch Jahre danach. Einer der intimsten Bekannten, man wisse aber nicht mehr genau wer, sei gleich nach der OP oder sogar schon während dieser elenden Narkose da, gestorben, die heutzutage wegen jedem Mist gemacht wird, an diesen verheerenden ärztlichen Fehlleistungen halt, über die man überall lesen kann, Genaueres wisse man zwar nicht, hätte aber die Telefonnummer der Witwe, die da jetzt diesen ätzenden Schadenersatzprozess anstrenge und sich wohl freue, wenn man sie anriefe.

Selbsternannte Fachleute, die „demonstrativ auf die Schulmedizin pfeifen", wie sie gerne beteuern, weil „die ganzen Ärzteschaft doch keine Ahnung hätte und völlig unbrauchbar wäre, weil sie sich aber so gar nichts aus Ganzheitlichkeit und Nachhaltigkeit mache", und sie werden Ihnen gleich jene Krankenhäuser nennen, die „aber nur private Patienten nehmen", dafür „großzügige Parkplätze haben". Tonnenschwere Aussagen, werden Sie murmeln, die das Leben aufs Geld reduzieren, und die deswegen jetzt auf meinem unschuldigen Bauteil ihn meinem Unterleib lasten.

Ihr Freundeskreis wird sich deutlich vergrößert haben, man wird Ihnen liebend gerne Bücher leihen, in denen Sie sich in aller Ruhe über die Beule informieren können, Sie würden gelb markierte Passagen finden mit Verhaltensregeln, die Sie ab sofort genau beachten müssten, andernfalls man „für nichts garantieren könne".

Leichtfertig werden Sie den Muskelpädagogen im Industriegelände besuchen, der Ihnen seit Jahren billige Werbebroschüren schickt. Nach einem Halbsatz wird er in Ihnen einen zahlungswilligen Kunden erkannt haben und Sie ebenso freundlich wie bestimmt durch seine Kraftkammer geleiten, immer mit dem Hinweis auf besonderen Instrumente, mit deren Hilfe Ihnen „nie wieder so etwas passieren wird". Ich kann Ihnen jetzt schon prophezeien, dass Ihre Psyche nach wenigen Besichtigungsmetern auf dem absoluten Nullpunkt sein wird, und dass Sie nun alles glauben werden, was der Ihnen zu verkaufen versucht.

Mit der Menschen Not lässt sich gutes Geld verdienen.

Sie werden ein umfangreiches Programm mit Gewichten und Federn durchziehen, am Ende wird Ihre Leiste das Einzige sein, was nicht schmerzt, und die wahren Erfahrungsträger werden Ihnen nachmalig höhnisch bedeuten, „dass alles Gerede und Getue nichts nutze, sondern Sie bald unters Messer müssten". Peng.

Da Sie noch keine Erfahrung mit einem klinischen Apparat haben, wird Ihnen die Angst in die Glieder fahren. So werden Sie bald nur noch aus einem Leistenbruch bestehen, und Ihr geschundener Körper wird sich nach jedem Essen hinlegen müssen, damit sich diese verdammte Beule wieder in ihr Gemach zurückzieht.

Und das alles, glauben Sie mir, weil Sie die dräuende Chirurgie so tragisch nehmen. Dabei sind Sie wirklich kein Einzelfall. Wie schon gesagt, in Deutschland kommen jedes Jahr mehr als Zweihunderttausend unters Messer. Sie sollten also nicht aus einer unbegründeten irrationalen Angst, dass Sie nach einem solchen Eingriff behindert wären oder eventuell gar nicht mehr aus der Narkose aufwachten, versuchen, ihm unter allen Umständen bis ans Lebensende auszuweichen, denn nach der Operation werden Sie feststellen, dass das Theater vorher schlimmer war, als jenes im Umkreis des Krankenhauses.

Zaudern Sie also nicht, und warten Sie nicht auf ein Wunder. Es wird nicht geschehen, im Gegenteil, mit Ihrer Warterei tauschen Sie das bekannte und beherrschte Risiko einer gut geplanten OP gegen ein unbekanntes und unter Umständen beträchtlich höheres Risiko einer Brucheinklemmung und einer hektischen Notfall-Operation ein.

Ich werde Ihnen später etwas über mich erzählen, denn ich war vor einiger Zeit auch ein Leistenbruch-Patient. Zunächst aber eine extrem kurze Beschreibung der wesentlichen Fakten, denn Sie wollen ja nicht Ihre wertvolle Zeit mit Kinkerlitzchen vergeuden.

4 Wie kann ich feststellen was los ist?

4.1 Was sind die typischen Symptome eines Leistenbruchs?

Jeder Bruch (med. ‚*Hernie*') besteht aus

- der **Bruchpforte** (auch ‚Bruchlücke' genannt)
- dem **Bruchsack** (das ist das durch die Bruchlücke ausgestülpte *Bauchfell*, med. *Peritoneum*)
- dem **Bruchinhalt** (Bauchorgane, zum Beispiel der Darm).

Indem sich ein Teil des Bruchsacks mit dem Bruchinhalt durch die Bruchpforte drückt, ergeben sich die folgenden typischen Symptome, wobei nicht alle Auffälligkeiten deutlich erkennbar sein müssen:

- eine weiche Beule im Schambein-Bereich
- Schwäche oder Druck in der Leistengegend
- ein Gefühl von Schwere in der Leistengegend
- Brennen oder Schmerzen in der Leistengegend, besonders beim Biegen des Körpers, Husten oder Heben schwerer Gegenstände
- bei Männern: Schmerzen oder Schwellungen des Hodensacks

Achtung: Manchmal treten Schmerzen im Bereich des Bruches oder gesamten Bauches auf, die sich von den typischen Beschwerden eines Leistenbruchs unterscheiden. Nur ein Arzt kann feststellen, was die Ursachen und die damit möglicherweise verbundenen Gefahren sind. Suchen Sie daher einen Arzt auf. Es kann ein Urologe oder Ihr praktischer Arzt sein.

4.2 Wie stellt der Arzt einen Leistenbruch fest?

Er wird Sie folgendes fragen:

- Welche Beschwerden haben Sie?
- Seit wann haben Sie diese Beschwerden?
- Bestehen merkwürdige Empfindungen in der Leiste?
- Welcher Art sind diese Empfindungen?
- Schmerzt es wenn Sie husten oder niesen?
- Gibt es äußerliche Veränderungen, wenn Sie husten oder niesen?
- Gibt es Veränderungen wenn Sie schwere Gegenstände tragen?
- Sind damit Schwellungen verbunden?

- Schmerzen diese Veränderungen?
- Verschwinden diese Veränderungen wenn Sie sie massieren?

Er wird die Schwellung mit dem Finger abtasten und Sie zum Husten auffordern.
Die Untersuchung ist schmerzlos.

Er wird eine Diagnose stellen.

Weitergehende Untersuchungen sind zunächst nicht erforderlich.

4.3 Wo sind Facharzt und Klinik für meine Operation?

Den richtigen Arzt und die richtige Klinik zu finden ist kein Lotteriespiel, wie manche sagen. Hier müssen Sie sorgfältig sein. Nehmen Sie das nicht auf die leichte Schulter, denn es ist Ihre Gesundheit. Denken Sie daran, wie lange Sie sich manchmal in einem Mode- oder Möbelhaus herumtreiben, um irgendetwas Unwichtiges zu wählen oder vor einem Restaurant.

Ihre Gesundheit ist wichtiger als die Farbe des Stoffes auf dem neuen Sofa oder das Mittagsmenu: am einfachsten ist es, Sie wenden sich zunächst an Ihren Hausarzt. Er wird Sie an die richtigen Stellen überweisen.

4.4 Wonach muss ich mich erkundigen?

Was ist wichtig, was muss ich wissen, was müssen andere wissen, wie soll ich mich verhalten: Scheuen Sie sich nicht zu fragen, sonst werden Sie nichts erfahren. Viele Patienten verabsäumen das und wundern sich nachher, dass vieles anders gelaufen ist, als sie es erwartet haben. Nirgendwo läuft alles automatisch und ohne Ihr Zutun.

In den Kliniken laufen die Informationen wie die ‚Stille Post'. Sicherlich haben Sie das schon als Kind einmal gespielt: A gibt eine Nachricht an B weiter, B dann an C usw. Achtung: C wird dann nur noch ein Viertel der Informationen erhalten, die A hatte. Da steckt keine Bösartigkeit dahinter, sondern Stress, Vergessen, vor allem aber sind es Missverständnisse bei der Übergabe einer Anordnung oder einer Nachricht. Bei Handwerkern werden Sie das sicherlich schon erlebt haben. „Doch, Sie haben gesagt, dass der Herd hierher kommen soll!"

Hier aber geht es nicht mehr um Ihre Küche, Ihr Auto oder Ihr Haus. Hier geht es um Ihre Gesundheit.

In der nachfolgenden Tabelle stehen daher wichtige Fragen. Nehmen Sie sich Zeit und vervollständigen Sie die Tabelle, wenn Ihnen etwas einfällt, das hier nicht enthalten ist:

- Sprechen Sie mit Ihren Bekannten. Sie werden Ihnen allerlei empfehlen. Hören Sie genau zu und schreiben Sie alles auf. Sie werden vieles erfahren. Manches wird sich wiederholen, manches widersprechen. Nehmen Sie diese Informationen ohne eigenen Kommentar auf, um Ihre Informanten nicht abzulenken.

- Suchen Sie im Internet nach ‚Leistenbruch': Sie werden erstaunt sein, was es alles gibt, vor allem aber, worüber man spricht, was man Ihnen dabei verspricht, und wo man sich widerspricht.

- Schreiben Sie wichtige Dinge auf ein Blatt Papier, damit Sie nichts Wichtiges vergessen.

- Nehmen Sie sich einige Tage Zeit, um diese Informationen zu verarbeiten.

- Besuchen Sie dann Ihren Hausarzt: er wird Sie untersuchen. Vielleicht haben Sie gar keinen Leistenbruch.

- Wenn aber einer vorliegt, dann sollte Ihnen der Arzt eine Klinik bzw. Praxis (‚Klinik') empfehlen können, die auf diese Operation spezialisiert ist, denn viele Patienten eines praktischen Arztes haben Erfahrung mit einer oder sogar mehreren Leistenbruchoperationen.

- Fragen Sie ihn warum er Ihnen diese Klinik empfiehlt. Sicherlich hat er Berichte und Informationen von manchen seiner Patienten.

- Fragen Sie ihn, ob er in dieser Klinik, die er empfiehlt, einen Arzt kennt, der den Leistenbruch standardmäßig operiert, ob er also spezialisiert ist. Möglicherweise hat der Hausarzt sogar privaten Kontakt mit ihm. Fragen Sie ihn um die Telefon-Nummer der Klinik.

- Bitten Sie ihn um eine Überweisung. Sie sind nicht auf diese Klinik festgelegt, sondern können sich nachher noch immer anders entscheiden, denn die Überweisung des Hausarztes bezieht sich nicht auf eine bestimmte Klinik.

- Rufen Sie in dieser Klinik an und fragen Sie, wo sie ist: vielleicht dauert Ihr Aufenthalt doch etwas länger als vorgesehen; wenn die Klinik weit entfernt ist, dann ist jeder Besuch entsprechend aufwendiger.
- Fragen Sie nach einem kompetenten Ansprechpartner.
- Fragen Sie, wie viele Patienten in dieser Klinik bereits operiert wurden.
- Fragen Sie, ob es eine Liste der Patienten gibt, mit denen Sie eventuell Kontakt aufnehmen könnten.
- Fragen Sie, ob schwerpunktmäßig ‚*Offene Operationen*' oder ‚*Minimal-invasive Operationen*' durchführt werden: im Buch werden Sie erfahren, warum das wichtig ist.
- Fragen Sie, weshalb man Ihnen zur einer bestimmten Operationsweise rät. Fragen Sie nach den Vorteilen und vor allem nach den Nachteilen.
- Fragen Sie nach den Risiken der Operationsart, die geplant ist oder vorgeschlagen wird: jede Operation hat Risiken.
- Fragen Sie, wie groß die *Rezidivrate* bei Leistenbruchoperationen ist, wie viele Operationen also im Schnitt ‚schief laufen'. Lassen Sie sich nicht abspeisen mit der Antwort: „Bei uns läuft nichts schief!"
- Fragen Sie nach der Art der Narkose: Minimal-invasive Operationen werden gerne als ‚wenig belastend' empfohlen. Aber nicht immer wird darauf hingewiesen, dass diese Operationsart nur in Vollnarkose und mit Implantation von Netzen durchgeführt wird.
- Fragen Sie nach der Art und den Risiken der Narkose. Wichtig: erst wenn Ihr Gesundheitszustand geprüft ist, kann die Art der Narkose festgelegt werden.
- Fragen Sie nach den Erfahrungen mit der Operation und nach der durchschnittlichen Aufenthaltsdauer in der Klinik. Man wird Ihnen

vielleicht sagen, dass die Operation ambulant durchgeführt wird und Ihnen bedeuten, dass der Partner quasi im Café vor der Klinik warten kann. Beachten Sie: eine Operation ist kein Spaziergang, auch wenn der Begriff ‚ambulant' dies suggeriert.

- Fragen Sie, ob nur Privatpatienten operiert werden, auch wenn Sie selbst eine solche Versicherung haben; es wird viel Unfug mit Versicherungen getrieben. Teure Operationsvarianten werden leider gerne gewählt, auch wenn dies nicht erforderlich ist. ‚Teuer' ist nicht gleichbedeutend mit ‚vorteilhaft'.

- Fragen Sie nach dem nächstmöglichen Operationstermin: normalerweise ist ein Bruchzustand ungefährlich, und die Operation kann aufgeschoben werden. Es sei denn, der Bruchsack ist bereits eingeklemmt. Dann besteht Lebensgefahr. Das hätte allerdings der Hausarzt bereits festgestellt.

- Fragen Sie, wie lange die Operation dauern wird und was sie kosten wird: die Standarddauer einer Leistenbruchoperation ist knapp eine Stunde.

- Fragen Sie, wie lange Ihr Aufenthalt in der Klinik sein wird: wenn alles gut läuft, können Sie tatsächlich am Tag nach der Operation die Klinik verlassen.

- Fragen Sie nach dem Namen des Arztes, der Sie operieren wird.

- Telefonieren Sie mit diesem Arzt: Fragen Sie, ob Sie auch dann untersucht werden, wenn Sie sich nach dem Beratungsgespräch eventuell nicht operieren lassen.

- Fragen Sie, ob Ihre Krankenkasse von der Klinik akzeptiert wird.

- Fragen Sie nach den Bedingungen (Arzt, Zimmer, Aufenthaltsdauer, Betreuung nach der OP).

5 Wie das bei mir war

Sie sollen nicht glauben, dass ich da nur so herumrede und keine Erfahrung habe mit Operationen, darum nachfolgend eine kleine Zusammenstellung meiner Erlebnisse.

5.1 Eine Überraschung

Erstmal war es eine kleine Überraschung. Nichts hat darauf hingewiesen. Ich bin sportlich, trainiert, fahre Rad und Schier, habe angeblich das Idealgewicht, praktisch nie etwas wirklich Schweres gehoben, vielleicht einmal bei einem Umzug einen Elektroherd von einem Stockwerk ins andere getragen oder einen Kühlschrank. Oder bei Fahrradtouren das bepackte Rad zum Bahnsteig hinauf, wenn da keine Rolltreppe und kein Lift waren und man Teile des Gepäcks nicht zurücklassen wollte, wie zum Beispiel in Mestre bei Venedig.

Bemerkt habe ich dieses besagte Irgendwas erstmal bei einer Fahrradtour im Mai 2015 durch das Elsass. Da war ein sonderbares Ziehen in der linken Leistenbeuge, das sich immer stärker entwickelt hat. Vielleicht bin ich, ohne es zu merken, schräg auf dem Sattel gesessen. Vielleicht hat der Slip etwas eingeschnitten. Ich bin einfach abgestiegen, und weg war der Schmerz.

Nach einigen Minuten auf dem Rad war er wieder da. Da war dann so eine kleine, ungewöhnliche Wölbung in der linken Leistengegend. Ich habe sie hin und her gedrückt, es hat nicht geschmerzt, es war nicht einmal unangenehm.

Sonderbar aber war diese Asymmetrie. Ich konnte mich auf das Rad setzen, wie ich wollte, nach einer Weile war die Beule wieder da, immer links, und wenn ich abstieg und ein paar Schritte ging, war sie wieder weg.

Der Augenschein abends vor dem Spiegel bestätigte den Leistenbruch. Vermutlich hatte ich das Ding schon viel länger, ohne es bemerkt zu haben.

Zwei Monate später fuhr ich mit dem Fahrrad und dieser komischen Beule ohne die geringsten Probleme – wie die Jahre früher schon – über den Großglockner. Auf der elend langen Steigung war nichts zu spüren, doch bei der Fahrt in der Ebene, ohne Anstrengung, zwickte es bisweilen. Sonderbar, dachte ich mir.

Ich will es kurz machen: mein Hausarzt diagnostizierte ein paar Wochen später mit kurzem Blick Leistenbrüche links und rechts. Beruflich daran gewöhnt, mich bei Unsicherheit nochmals abzusichern, erst recht wenn es die eigene Gesundheit betrifft, stellte ich mich einem der international besten Viszeralchirurgen vor. Ich kannte ihn bereits seit mehr als zehn Jahren. Nach einem kurzen Blick auf meinen Bauch war für ihn alles klar: ein Leistenbruch links. Rechts war nichts.

Nicht unbedingt gleich fällig sei die Operation, sagte er, man könne sie grundsätzlich auch auf später verschieben, auf das Frühjahr beispielsweise, aber er meinte, nach der klassischen medizinischen Lehre solle doch bald operiert werden.

Ich bin überzeugt von den Möglichkeiten und den Leistungen der Schulmedizin, also ihr Anhänger, wenn Sie so wollen, daher stimmte ich ohne lange nachzudenken zu, obwohl mich seit Monaten ein Husten plagte. Zwar tat er das mit Unterbrechungen, doch konnte man nicht erwarten, dass er sich in den kritischen zwei Wochen nach der Operation still verhielte. So inhalierte ich zwei Wochen vor dem Operationstermin hindurch wie ein Weltmeister – nur mit heißem Wasser –, und dieser wirklich lästige Husten verschwand drei Tage vor der Operation genau wie er gekommen war. Das hätte ich schon vor Monaten tun sollen ...

Etwas zu den unterschiedlichen Befunden der beiden Ärzte: Der Arzt A hatte den Zustand für einen doppelseitigen Leistenbruch gehalten, B ihn lediglich für einen einseitigen, nämlich links. Ich hätte auf eine Sonographie zur definitiven Klärung drängen können, um die Sache abzusichern. Stattdessen folgte ich ohne weitergehende Untersuchungen der Diagnose des Professors.

Sie werden fragen, warum?

Ich folgte ihm nicht, weil er ein honoriger Professor ist und der andere ‚nur' ein Hausarzt. Doch ist er eine internationale Kapazität der Viszeralchirurgie, was ehemals ganz entscheidend war, nämlich als man bei mir – es war vor mehr als 11 Jahren, am 10. September 2004 – ein matastasierendes Magenkarzinom, also einfach gesagt ‚Magenkrebs', Zustand IV feststellte. Es bestand obendrein bereits eine als inoperabel eingeschätzte Peritonealkarzinose, also ein Krebs des Bauchfells. Der Krebs hatte bereits metastasiert, und die Aussicht auf Heilung war marginal, um nicht zu sagen null.

Einige Jahre später schrieb ich ein Buch über das ganze Zeugs drumherum.

Jetzt aber: in einer mehrstündigen Operation operierte der Professor das Ding, er entfernte es mit 80 % des Magens und 31 Lymphknoten aus dem Peritoneum. Er muss außerordentlich schnell operiert haben. Davon hatte man mir schon vorher berichtet, und doch hatte er 4 1/2 Stunden gebraucht. Von diesen 31 entfernten Knoten waren 10 bösartig. Na bravo, sagte man damals. Im sogenannten Staging wird ein solcher Zustand mit IV bewertet: es ist der schlechtest mögliche Zustand. Dennoch – und das war fast unglaublich – waren die Exzisionsränder (Schnittränder) aller von ihm entfernten Lymphknoten ‚R0', das heißt frei von Residualtumoren. Die Ergebnisse über die Qualität seiner operierten Exzisionsränder erhält der Chirurg noch während des Operationsverlaufs, online durch eine permanente sofortige histologische Abklärung.

Dass ich heute noch lebe, verdanke ich also seinem Wissen und seiner chirurgischen Kunst und – was damals überdies wichtig war – auch seinem Ratschlag, mich nach seiner Operation sofort einer chemotherapeutischen Nachbehandlung zu unterziehen. Trotz seines achtbaren R0-Resektionserfolges hatte er mir diese sicherheitsgerichtete Maßnahme empfohlen, eine nachfolgende Chemotherapie. Er ‚suhlte' sich also nicht in seinem außerordentlichen Erfolg, sondern gab mir diesen für mich wichtigen, für ihn gegenüber seinen Kollegen wohl eher nachteiligen Rat, denn aufgrund seiner Empfehlung konnten bei ihnen Zweifel aufkommen: „Hat er denn gut operiert?"

Ja, das hatte er, sonst könnte ich nicht dieses Buch schreiben.

Ich unterzog mich ehemals also dieser absichernden ambulant durchgeführten Chemotherapie, die drei mal acht Wochen dauerte. Sie waren wirklich kein Honiglecken, aber freilich zu ertragen.

Wenige Monate nach all diesen Ereignissen, genau genommen 4 Monate nach dem Ende der Chemotherapie, im September 2006 begann ich mit ersten längeren Radtouren, unternahm mit großer Freude, ja mit Emphase in den nachfolgenden Jahren Touren, die mich bis nach Nizza, Pisa und Venedig und mehr als ein halbes Dutzend Mal über den Großglockner führten.

Die von der Klinik empfohlenen Untersuchungen meines Gesundheitszustandes ließ ich regelmäßig durchführen. Die Ergebnisse waren bisher unauffällig.

[Moldaschl H.: Diagnose Magenkrebs. So habe ich überlebt. Edition Riedenburg. Salzburg. 2. Auflage, 2014. ISBN 978-3-902943-68-2]

Mein Vertrauen in die Kompetenz dieses Arztes war daher so groß, dass ich auf eine weitergehende abklärende Untersuchung der Leisten, also beispielsweise auf eine Ultraschalluntersuchung verzichtete.

Vor wenigen Wochen hat er den Leistenbruch operiert. Es war ein indirekter, nicht eingeklemmter Bruch, ein unkritischer Zustand also, aber doch störend und auch irgendwie beunruhigend. Schnell war alles vorbei, eine hervorragende OP.

5.2 Die Vorbereitung meiner Operation

Die ganze Sache ist schnell erzählt, denn im Grunde genommen ist die Leistenbruchoperation eine Standard-Operation.

Zwei Wochen vorher bin ich beim Professor in der Sprechstunde: er schildert mir ganz kurz die Technik der Operation, die er durchführen wird: Offene Technik in Vollnarkose. Er lächelt dabei und meint, dass das vielleicht nicht der letzte technische Stand wäre. Aber trotzdem.

Also kein Minimal-invasiver Eingriff, sondern ein klassischer Bauchschnitt, denn offensichtlich hat die Minimal-invasive Operationstechnik keine objektiven Vorteile. Als ein international bekannter Gastroenterologe und Viszeralchirurg mit Jahrzehnte langer Erfahrung ist seine Position zweifelsfrei überzeugend.

Der Operationstermin wird mit 18.09.2015 ca. 10 Uhr festgelegt.

Zwei Tage vor der Operation werde ich in der zentralen Aufnahme der chirurgischen Klinik registriert und schriftlich wie mündlich von Fachleuten über die notwendige Vorbereitung instruiert.

Ich muss eine mehrseitige Einverständniserklärung unterschreiben, in der ich auf die vielfältigen Gefahren der Operation hingewiesen werde. Meine

Unterschrift ist eine Absicherung der Ärzte für den Fall des Falles und erinnert mich an den Beipackzettel einer Arzneischachtel mit einer Hautcreme, auf dem unter anderem steht, dass die Firma bei Anwendung dieser Creme nicht für Fehlgeburten haftet. Natürlich hinkt dieser Vergleich maßlos, aber wie sollen sich die Ärzte absichern gegenüber den Regressansprüchen des Patienten bei einem Fall mit verheerender Wirkung, der zwar nur äußerst selten auftritt, aber niemals völlig ausgeschlossen werden kann.

Ich erhalte Anweisungen zur Nahrungs- und Flüssigkeitsaufnahme vor der der Narkose: nach 18 Uhr des Vortags darf ich nichts mehr essen und am Narkosetag nach 2 Uhr früh nichts mehr trinken. Ausgenommen einige Schlucke kurz vor der OP zum Einnehmen der obligaten Beruhigungstablette, die ich eigentlich nicht brauche. Einige Stunden vor der OP darf also nicht einmal mehr Flüssigkeit getrunken werden, da diese im Narkosezustand in die Lunge geraten und dort eine Entzündung auslösen könnte.

Zur OP-Vorbereitung werden in der Klinik verschiedene Standard-Untersuchungen durchgeführt und wichtige Parameter gemessen: insbesondere wird in der Herz-Lungen-Abteilung ein Elektrokardiogramm aufgenommen, dessen Parameter die Funktionstüchtigkeit des Herzens beschreibt, was für eine problem- und gefahrlose Durchführung der Narkose wichtig ist.

Auch wird – wie vor einer Darmspiegelung – der Gerinnungsfaktor des Blutes bestimmt. Warum? Weil bei einer unzureichenden Gerinnung die Blutung nicht stoppt.

Damit das Blut Sauerstoff und Nährstoffe in alle Organe und Gewebe des Körpers transportieren kann, muss es einerseits im Normalfall flüssig zirkulieren, andererseits muss ein Blutaustritt bei Verletzungen des Gefäßsystems (Venen, Arterien) so schnell und perfekt wie möglich zum Stillstand kommen ('Blutstillung'). Das erledigt das Gerinnungssystem des Körpers: es stoppt Blutungen und verhindert damit gefährlichen Blutverlust, es verhindert aber auch, dass das Blut am falschen Ort gerinnt, es verhindert also Blutgerinnsel (Thrombosen) in den Blutgefäßen. Ein geniales Konzept der Natur. Für eine Operation muss eine normale Gerinnung des Blutes vorliegen, da ja herumgeschnitten wird.

Normalerweise wird vor einer Vollnarkose mittels Lungenfunktionstest das aktive Lungenvolumen bestimmt: dazu sitzt man als Patient in einer Kammer ähnlich einer Telefonzelle und bläst mit aller Kraft in ein Mundstück. So wird festgestellt ob die Lunge gut funktioniert. Bemerkenswert, dass ich mich noch an diesen Test erinnern kann, der vor meiner Krebsoperation im Oktober 2004 durchgeführt wurde.

Diesmal verzichtet man auf ihn. Ich weiß nicht warum, kann mir aber gut vorstellen, dass die Fachleute über meinen sportlichen Aktivitäten Bescheid wissen und man deshalb annimmt, dass meine Lunge gut funktioniert.

Die Vorbereitungen sind professionell. Ich kann mir nicht vorstellen, dass das in einer Notsituation ähnlich ablaufen kann.

Am vorgesehenen Tag operiert der Professor den Bruch mit einer Shouldice-Variante, die in der Fachliteratur nirgendwo erwähnt wird (siehe 16.2.2 *Die Offene Methode mit Netzverstärkung*): die Rezidiv-Wahrscheinlichkeit ist bei dieser Variante extrem klein.

5.3 Die Operation

Um 6 Uhr 30 bin ich im Krankenhaus. Das Zimmer. Das Bett. Buch. Zeitungen. Fernsehen.

„Das Operationshemd", sagt meine unbekannte Schwester.

Ich kenne es, vorne zu, hinten offen. Kurz wie ein Negligé der Crazy Horses. Crazy.

„Sie können Ihre Sachen in den Korb geben."

Als ich mit meinem Bett um 10 Uhr in einen der Operationssäle des Klinikums geschoben werde, erinnert mich das an die große Magenkrebsoperation am 25. Oktober 2004. So etwas vergisst man nicht. Nur war die Situation damals eine völlig andere, denn es ging ums Ganze, und die Chancen standen wirklich nicht gut. Diesmal hingegen ist es ein vergleichsweise winziger Eingriff, auch wenn immer etwas Unerwartetes passieren kann. Vorab gesagt, es ist nichts passiert, alles läuft wie am Schnürchen.

Die Schwester schiebt das Bett durch den breiten Eingang in den Saal. Da stehen wieder einige Vermummte und einige nicht Vermummte. Damals waren es wohl an die zehn, heute sind es ein paar weniger. Der Saal ist auch bedeutend kleiner. Fast alle haben ihre Masken auf. Frauen und Männer kann man kaum unterscheiden.

Durch mein Magenkrebserlebnis von vor mehr als 10 Jahren, durch die schwere Operation und die nachfolgenden Untersuchungen wurde ich ziemlich ‚abgehärtet'. Abgehärtet, was den Umgang mit der Klinik und den Ärzten betrifft. Ich habe gelernt zu begreifen, dass sie mir alle helfen wollen. ‚Abgehärtet' klingt also etwas grob und ist vielleicht missverständlich. Alle haben mir damals geholfen, und ohne sie würde ich nicht mehr leben, also meine ich mit ‚abgehärtet' meine Bewältigung des Erscheinungsbilds der Klinik.

Einen Patienten, der noch niemals ernsthaft krank war, bringt die Aufnahme in eine Klinik in eine etwas ungewöhnliche Situation, die bei ihm Stress hervorrufen kann. Für einen solchen ‚Laien' wirkt sie möglicherweise geheimnisvoll und bedrohlich. Ich habe damals in einer schweren, um nicht zu sagen ‚hoffnungslosen' Zeit, Besucher beobachtet, habe mich gefragt wer wohl kränker wäre: diese vor Angst und Schrecken förmlich gelähmten und getriebenen Menschen oder ich, der wirklich Todkranke.

Jetzt liege ich also wieder hier, in einem dieser Säle des Klinikums, wo intubiert, geschnitten, gesaugt, genäht wird. Da sind auch meine stummen Bekannten wieder, die vielen Apparate, und sie müssen für einen ‚Laienpatienten' bedrohlich wirken.

Wie in einer anderen Welt gehen die geheimnisvoll Vermummten im Saal herum, irgendwie interessant bizarr wirkt das Umfeld auch heute wieder auf mich. Vielleicht ist es schon die Wirkung der Tablette, die man mir doch noch kurz vorher gegeben hat. Da hat sich bei mir ein Phlegma eingestellt in diesem lautlosen Schweben der Anonymen. Mit Hauruck legen mich zwei von ihnen vom Bett aufs Brett, eine Liege mit blaugrüner Bespannung. Hart und schmal, da liege ich jetzt darauf mit meinem Hemdchen, dem ‚Büßerhemd', wie ich es damals scherzhaft genannt habe, vorne geschlossen, hinten offen, mit einem kurzen weißen Bändchen als Komfortverschluss. Die Aufnahme ins Paradies könnte genau so vonstatten gehen, denke ich mir.

Auch damals war, wie heute wieder, nicht die geringste Angst, keine Anspannung, keine Zweifel. Eher Interesse an den Vorgängen rundumher. Aber wie fühlt das der ‚Neuling'? Wenn Sie in ein Flugzeug einsteigen sind Sie auch ausgeliefert. Ich war immer gerne ‚ausgeliefert', wenn mir eine fesche Stewardess in Hongkong meinen Platz gezeigt und einen Sherry angeboten hat. Ach so, Sie fliegen nicht gerne ... Na ja, glauben Sie mir, es geht alles gut aus. So viele Leute fliegen, und so viele werden am Leistenbruch operiert.

Ich sehe mich um.

Der Anästhesist tritt heran: „Ihr Name bitte."

Damals hatten sie mich nicht um meinen Namen gefragt, oder vielleicht doch, aber sicher mehrmals in der Nacht, als ich die vier Bluttransfusionen erhalten hatte, nach der Magenblutung. Da fragte mich der unbekannte Überbringer der Blutflasche alle drei Stunden nach meinem Namen, und er bestimmte jedes Mal meine Blutgruppe:

„Tut mir leid, Herr Moldaschl, ich weiß wer Sie sind, und ich weiß, Sie haben die Blutgruppe A1 positiv, aber die müssen wir wieder bestimmen, das ist Vorschrift."

Heute habe ich ein Bändchen am linken Handgelenk. Aber das nützt gar nichts:

„Ihr Name bitte." „Moldaschl. Helmut."

„Woran werden Sie operiert?" „Leistenbruch." „Richtig."

„Auf welcher Seite?" „Links." „Richtig."

Er hat eine Mappe in der Hand und hakt meine Angaben ab. Ja das bin ich, ohne Zweifel. Ich bin der Leistenbruch links. So hat man die Patienten früher unterschieden. Immer ein Verwechslungsrisiko, bei den vielen Leistenbrüchen.

„Bitte machen Sie keinen Fehler! Nicht die falsche Seite operieren." Er lacht: „Wir markieren die Seite. Da passiert kein Fehler."

Sie fragen sehr oft. Immer ein anderer fragt mich dieselben Sachen. Ich erinnere mich an den Zoll beim Grenzübertritt in New York, Kennedy Airport. Where are you going? How long do you stay?" Three weeks.

Heute will ich eigentlich gar nicht so lange bleiben.

„Liegen Sie gut?"

Damals, mit dem Krebs im Bauch, lag ich viereinhalb Stunden auf dieser elend schmalen Pritsche. Der Rücken tat mir auch damals nicht weh. Weil die Leute doch immer sagen, „da bist nachher wie gerädert". Stimmt nicht.

„Ja. Prima."

Sie schnallen mich fest. Das sieht brutal aus. Spätestens jetzt wird beim Laienpatienten die Krise einsetzen. Ich aber weiß, das ist ganz normal, gleich kommen sie auch noch mit den Gurten: Ein Gurt über den Bauch. Ein Gurt über die Unterschenkel. Gurte über die Arme.

„Wie beim elektrischen Stuhl", sage ich. Mehrere leise Bemerkungen. Ich habe sie vergessen.

„Ich gebe Ihnen jetzt etwas Sauerstoff, das ist gut für den Kreislauf am Beginn der Narkose."

Der Anästhesist setzt mir eine kleine Maske auf. Alles klar, sage ich mir, doch New York, Druckverlust in der Kabine. Oder bin ich der herzkranke Manager beim Joggen am Sonntagvormittag auf der Fifth Avenue.

Ein angenehmes Gefühl eigentlich, der Sauerstoff, man wird ganz klar im Kopf. Ich schließe kurz die Augen.

„Sie haben ja noch einen linkspektoralen Port." Der Anästhesist tupft auf die kleine Erhebung unter meinem linken Schlüsselbein.

„Ja, als Andenken an die Chemotherapie von 2004/2005. Ich wollte ihn damals gleich rausmachen lassen, als das fertig war, dann war ich aber zu feige dazu, und jetzt stört er mich nicht mehr, auch nicht wenn ich auf dem Bauch schlafe. „

Vermutlich ist er auch nicht mehr durchgängig nach so langer Zeit, nach mehr als zehn Jahren. In der Aktivzeit wurde er alle drei Monate gespült. Nadel. Kurzer Stich. Tut nicht weh. Infusion. Ein paar Milliliter physiologische Kochsalzlösung. Nadel raus. Pflaster drauf. Ich könnte ihn explantieren lassen, aber dazu bin ich auch jetzt, ehrlich gesagt, zu feige. Warum ein Risiko eingehen, für nichts und wieder nichts. „Meingott, wenn er Sie nicht stört", hatte der Professor vor Jahren dazu gesagt, „dann lassen Sie ihn, wo er ist. Es sei denn, er entzündet sich." „Wie würde ich das merken?" „Fieber." Aha.

Kein Fieber bisher, also bleibt er drinnen. Wäre ja nur ein kleiner Schnitt, ein kurzer Zug am Röhrchen, das da bis an den Herzbeutel geht. Jetzt könnten sie ihn ja einfach rausziehen, gute Gelegenheit. Würden sie vermutlich aber nicht tun, selbst wenn ich sie bäte. Meinetwegen.

„Ich lege einen Zugang. Den Port kann ich leider nicht verwenden, weil ich nicht weiß, ob er noch durchgängig ist. Welcher Arm ist Ihnen lieber?"

„Das ist mir gleichgültig."

Also wird ein ‚Zugang' in eine Vene gelegt, wegen der Medikamente, die dann da hineinfließen. Ich kenne den unangenehmen Stich in die Armvene, am besten, man denkt an irgendetwas Schönes und schaut nicht hin. Ist eh sofort vorbei, nicht schlimm. Schon ist ein Anschluss dran mit einer flexiblen Kunststoffnadel und dem berühmten Dreiwegventil. Sieht furchtbar aus, ist aber nicht. Jetzt bin ich wieder der MiniExterminator, denke ich mir. Am Flughaften in New York kriegen sie die Krise, wenn sie das Ding da sehen.

„Wann fahren Sie wieder über den Glockner?" Der Anästhesist ist offenbar auch Radfahrer.

„Wenn ich wieder treten kann."

In vierzehn Tagen können Sie wieder trainieren, hatte der Professor vor der Operation gesagt. Er fährt auch mit dem Rennrad in der Gegend herum. Nur immer am Samstag kann er das, denn er muss am nächsten Tag eine ruhige Hand haben. Er sollte einen Helm tragen, habe ich mir gedacht.

„Haben Sie noch Fragen", fragt mich der Anästhesist. „Fällt Ihnen noch etwas ein, was Sie mir sagen wollen?" Nichts sage ich mir.

„Alles ist OK", sage ich ihm.

„Dann können wir loslegen", sagt er.

Aha, sage ich mir und schaue auf die große Uhr. 10 Uhr 10. Vor der Magenkrebs OP sah ich auch auf die Uhr. 12 Uhr 01 war es damals. Diese Uhrzeit werde ich nie vergessen. „Ich könnte jetzt noch über den Hetzleser Berg fahren", sagte ich damals zu meiner Anästhesistin. Ein Berg in unserer Nähe. „Gleich aber nicht mehr", antwortete die junge Frau. 16 Uhr 24 war es, als ich aufwachte, Viereinhalb Stunden, das klingt gut, dachte ich damals, als ich meinen Namen hörte. Da war das riesige Pflaster auf meinem Bauch. Es war also kein Traum damals.

16 Uhr 24. Einer der Angestellten der Klinik, dem ich das einige Jahre später erzählte, fragte mich, ob es derselbe Tag gewesen wäre. Denn er wäre vor

Jahren nachts mit dem Motorrad über einen Trecker geflogen und für 3 Tage im Koma gelandet.

Ich hatte bisher einige Narkosen. Sie waren für mich stets etwas Interessantes. Man verschwindet ins Nirwana. Ganz anders als ein Schlaf, da träumst du, dein Hirn ist die ganze Zeit in Bewegung, schaukelt in Alpha-Wellen. In der Narkose aber verschwindest du ins Nichts. Keine Wellen. Keine Erinnerung. Nichts. Leere. Hochinteressant. Keine Furcht. Ich verstehe die Leute nicht, sie fahren wie die Wahnsinnigen auf der Autobahn, steigen im Urlaub freiwillig in chinesische Flugzeuge oder griechische Tragflügelbote und fürchten sich vor einer Narkose. Lächerlich ist das. Der Mensch ist eine geistig aussterbende Spezies.

„Sie kriegen jetzt ein Entspannungsmittel, das löst alle Muskelkontraktionen. Dann geben wir Ihnen ein Schlafmittel und nachher das Narkosemittel." Also verdammt ähnlich einer Hinrichtung, aber mit Wiederaufwachen.

Jetzt schließt er den Schlauch einer kleinen Kapsel mit einer hellen Flüssigkeit am Ventilstutzen an, öffnet dann das Ventil durch eine Drehung und drückt schließlich mit dem Daumen den Stöpsel der Kapsel langsam in das Rohr. Die Flüssigkeit verschwindet. Wohlige Wärme umfängt mich.

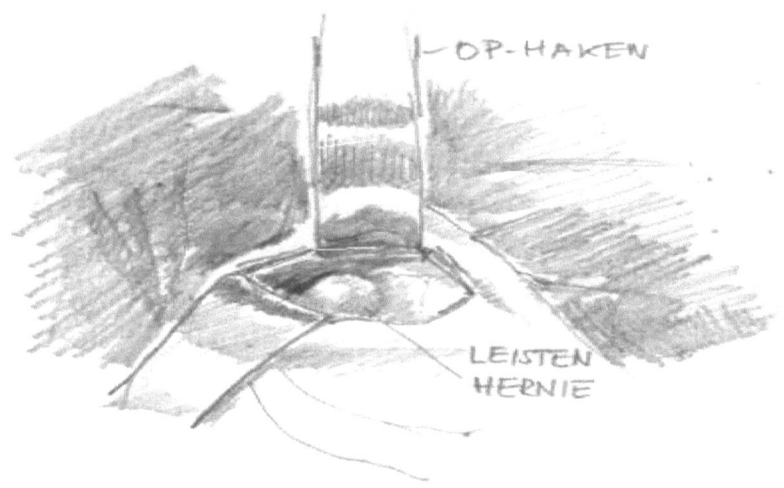

Abbildung 2: Leistenhernie, Offene Operationstechnik

„Jetzt gebe ich Ihnen das Schlafmittel", sagt er.

Das Bewegungsmuster der Leute rings umher ändert sich nicht. Nach wie vor schweben sie lautlos herum. ‚Letztes Jahr in Marienbad'. Der Film fällt mir ein. Bin ich noch hier oder schon in der unwirklichen Zeitlosigkeit ...

Er wechselt die Ampullen und drückt dann den Stempel der zweiten Ampulle ein. Jetzt spüre ich eine leichte Änderung in meiner Wahrnehmung. Das Fenster da drüber scheint sich zu verformen, der Apparat im Hintergrund des Saals langsam zu drehen. Ich versuche so lange wie möglich bei Bewusstsein zu bleiben. Das geht vielleicht zehn oder fünfzehn Sekunden lang, dann kann ich die Augenlider gerade noch zweimal heben. Dann bin ich schlagartig weg. Es ist ein zeitloser Schlaf. Was ist Zeit?

„Herr Moldaschl. Hören Sie mich?"

Eine völlig andere Umgebung. Hell. Einige Leute. Bewegung. Sprechen. Lachen. Ein lustiger Aufwachraum, sage ich mir. Links spricht jemand mit seinem Partner. „Ja, es wird dann schnell besser werden, keine Sorge. Es dauert ein bisschen. Sei nicht ungeduldig."

„Herr Moldaschl. Hören Sie mich?" Ja ich höre sie. Sie braucht mich nicht mehr zu fragen. Ich höre sie nämlich alle. Ein kleines Pflaster ist da in der linken Schenkelbeuge. Etwas Zeit vergeht. Vielleicht eine halbe Stunde. Ich bin so wach, wie jemand, der mitten in der Nacht geweckt worden ist, aber nicht ganz so. Ich addiere ein paar zweistellige Zahlen. Kein Problem, das geht. Also das Hirn funktioniert. Alles andere auch.

Sie kommen mit einer dunkelroten Mappe.

„Es ist alles in Ordnung."

Sie sehen auf den Blutdruckmesser.

„Der Kaliumwert stimmt auch. Er kann wieder aufs Zimmer."

Die Schwester fährt das Bett durch den Raum, durch die Gänge, in den Lift, durch andere Gänge, ich habe schon wieder die Orientierung verloren. Da ist das Zimmer.

„Wenn Sie etwas brauchen, dann läuten Sie einfach, wir sind gleich um die Ecke."

Zwei oder drei Stunden später besucht mich der Professor.

„Wie geht es Ihnen?"

„Es zwickt ein wenig."

„Es wird noch einige Zeit zwicken, aber es war alles gut, ein alter Bruch schon. Ein indirekter Bruch, das haben wir häufig. In einigen Tagen ist alles wieder normal."

Das Essen. Das Trinken. Die Bewegung schmerzt noch etwas, aber nicht sehr. Ich versuche aufzustehen. Das war damals am Morgen nach der Magen OP allein völlig unmöglich, nur mit Hilfe von drei Helfern. Eine andere Dimension. Ich stehe auf und gehe ums Bett.

Die Toilette. Was soll ich auf der Toilette. Pressen wird nicht gehen. Oder doch?

Am nächsten Tag kommen drei Ärzte. Sie kennen mich.

„Das ist unser Autor", sagt der eine.

Da ist der Professor, der vor zehn Jahren bei meiner OP assistierte. Ich kenne sogar noch seinen Namen. Bevor ich denken kann, ob das wehtun würde, hat er jetzt mit einem Ruck das Pflaster weggerissen. Ich feiger Indianer hätte dazu gut eine Viertelstunde gebraucht.

„Eine schöne Naht", sagt der Arzt und lacht.

„Wie kann ich aufs Klo, ich kann nicht pressen."

„Einfach kommen lassen", rät der bekannte Professor. Er hat gut reden.

„Sie werden heute entlassen."

„Erst der Stuhlgang", sage ich, „dann der Freigang."

„Wir geben Ihnen ein ‚Biologisches Abführmittel.‘" Das gibt es also auch schon. Nachhaltig wohl, denke ich mir. Alles ist heute nachhaltig. Hier stimmt es sogar. „Wie weit haben Sie es bis nach Hause, denn das wirkt ziemlich prompt."

Es stimmt. Nach vier Stunden bin ich das erste Mal auf dem Klo. Sie glauben nicht, wie wichtig das ist.

Trotz Bauchschnitt und Vollnarkose kann ich also am Tag nach der OP die Klinik zu Fuß verlassen.

Meine Frau ruft mich von der Straße aus am Handy an und sagt mir, dass sie vor der Klinik parke, im Halteverbot, keinen Parkplatz gekriegt hätte, voraussichtlich gleich abgeschleppt würde, und deshalb solle ich doch möglichst schnell kommen. Im Notfall könne sie natürlich auch ...

We take the Hudson ... Ich packe den Koffer mit meinen Utensilien, eine sinnlose Menge, die ich Pseudoprofi gestern in einem Anfall von Geistesverwirrung offenbar für einen dreiwöchigen Aufenthalt hineingestopft habe, rolle ihn aus dem Zimmer, über den Gang, gebe dem Schwesternstützpunkt ein Trinkgeld.

Lift. Ausgang. Auweh. Irgendwie ähnlich könnte auch die Entlassung aus einem Gefängnis sein. Es sind genau t + 31 Stunden. Nach meinem Gefühl kaum länger als ein Besuch beim Friseur.

Ach, da hinten steht sie, mein Gott, fünfzig oder sechzig Meter weiter das Auto. Auweh. Aber es geht. Sie haben mir schmerzstillende Tabletten mitgegeben für den Fall, habe aber keine genommen.

Einsteigen. Wie klein so ein Auto ist. Es zwickt in der Leiste. Der Professor hat gut reden.

Die Schmerzen halten sich in Grenzen. Während der gesamten postoperativen Phase schone ich tapfer meinen Magen, nehme keine einzige Schmerztablette. Es zwickt zwar immer noch ein wenig, aber mein Gott. Nach 10 Tagen werden die Fäden gezogen. Der Befund ist die ganze Zeit hindurch unauffällig, vielleicht war da über einige Tage hindurch eine leichte Rotverfärbung im OP Bereich, eine schwache innere Blutung, die bald verschwunden ist.

Zusammengefasst:

Der Professor hat den Bruch mit einer Shouldice-Variante repariert (siehe 16.2.2 *Die Offene Methode mit Netzverstärkung*), wie sie die Fachliteratur nirgendwo erwähnt. Ich frage ihn nach dem Grund: die Rezidiv-Wahrscheinlichkeit ist dann noch kleiner, als sie bei dieser Variante ohnedies schon ist.

Ich bin erleichtert und zufrieden.

Ein Jammer für die vielen Schwerkranken, dass er bald in Pension geht.

Den total richtigen Operateur werden Sie kaum im Internet finden, auch nicht in einer Zeitung. Sie müssen sich umschauen und herumfragen und Ihrem gesunden Menschenverstand und Ihrem Instinkt vertrauen. Sie sollten Ihre Freunde und Bekannten fragen.

Ich würde Ihnen bei der Suche helfen. Leider weiß ich im Moment auch niemand und eigentlich könnte das Buch hier zu Ende sein, aber wenn man sich mit seinem Bauch genau beschäftigt und mit dem, was hier vorgefallen ist, wird das Thema jetzt erst richtig interessant. Das könnte also auch Sie interessieren. Wir gehen das Ganze also der Reihe nach durch.

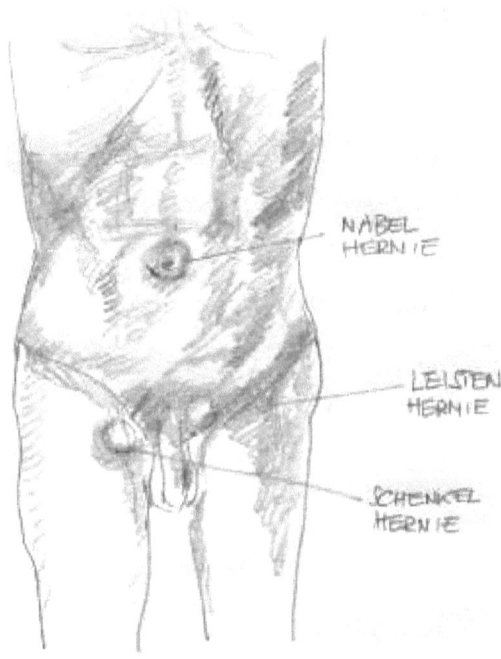

Abbildung 3: Die Anatomie des Bauchs. Verschiedene Hernien

6   Was ist die Bauchwand?

[Schumpelick V et al: Kurzlehrbuch Chirurgie ISBN 3131271272 c 2006.
Georg Thieme Verlag Teil 2 S. Kap. 40 S. 664ff
http://bilder.buecher.de/zusatz/20/20868/20868569_lese_1.pdf]

Die Bauchwand ist die vordere und seitliche Umfassung des Bauchraums. Sie ist von verschiedenen Muskelgruppen umgeben, die durch den Aufbau der Muskulatur und die unterschiedliche Richtung der Muskelfasern wichtige Funktionen des Rumpfes sicherstellen und gleichzeitig die innen liegenden Organe und Strukturen schützen.

Eine trainierte Muskulatur des Rumpfes stärkt sie und behindert damit die Entstehung einer Hernie, kann diese aber nicht sicher verhindern.

Die Bauchwand besteht aus dem bauchseitigen (vorderen, ‚ventralen'), seitlichen (‚lateralen') und hinteren (‚dorsalen') Bereich und bildet damit den zirkulären (Rundum-)Verschluss der Bauchhöhle.

Geht man von außen nach innen durch die Bauchwand, so trifft man auf

- die Haut (Lederhaut, ‚*Cutis*')
- das Unterhautgewebe (‚*Subcutis*')
- die äußeren Körperfaszie (Bindegewebe)
- die Bauchmuskeln einschließlich deren Sehnenplatten und Faszien
- die innere Bauchfaszie
- das Bauchfell, das an der der inneren Bauchfaszie anliegt
- und immer wieder Fett

- schützt die Bauchwand den Bauchinhalt (insbes. die Bauchorgane)
- unterstützt sie die Ausatmung (‚*Exspiration*', Phase des Atemzyklus, in der die Atemluft aus der Lunge und den Atemwegen ausgepresst wird (vgl. http://flexikon.doccheck.com/de/Exspiration)
- ermöglicht sie die Bauchpresse bei Stuhlgang und Blasenentleerung

Gemeinsam mit den Muskeln steht Sie (die Bauchwand) – abhängig von der Körperlage – unter dem Druck der in der Bauchhöhle befindlichen Organe und des Fettgewebes und ggf. unter dem Druck von Flüssigkeit, die nicht zuletzt bei Entzündungen im Bauchraum entstehen können. Die Hauptlast durch das Gewicht der inneren Organe liegt auf der mittleren muskulär-sehnigen Schicht der Bauchwand. Bei aufrechter Haltung nimmt dieser abdominelle Druck von *kranial* (kopfwärts; oben) nach *kaudal* (fusswärts; unten) zu.

Der Begriff ‚Bauchdecke' bezeichnet, im Gegensatz zur Bauchwand, normalerweise nur die vorderen und die seitlichen knochenfreien Anteile der Bauchwand.

(vgl. http://flexikon.doccheck.com/de/Evidenzbasierte_Medizin)

7 Was sind die Faszien?

Wenn man sich mit der Leistenregion und in der Folge mit dem Leistenbruch auseinandersetzt, kommt man am Thema ‚Faszien' nicht vorbei, an den Weichteil-Komponenten des Bindegewebes.

Sie umfassen Sehnen, Bänder und Gelenkkapseln und auch die zum Teil dünne Schicht, welche jede Faser eines Muskels umhüllt.

Dieses Gewebe bildet insgesamt 20 % seines Volumens. Wie ein Netz zieht es sich durch den Körper, verleiht ihm Elastizität und Stabilität, und ist letztlich sein größtes sensorisches Organ.

Erst in letzter Zeit beginnt man die eminente Bedeutung der Faszien zu erkennen – auch bei der Schmerzrezeption und sogar bei der Tumorbildung.

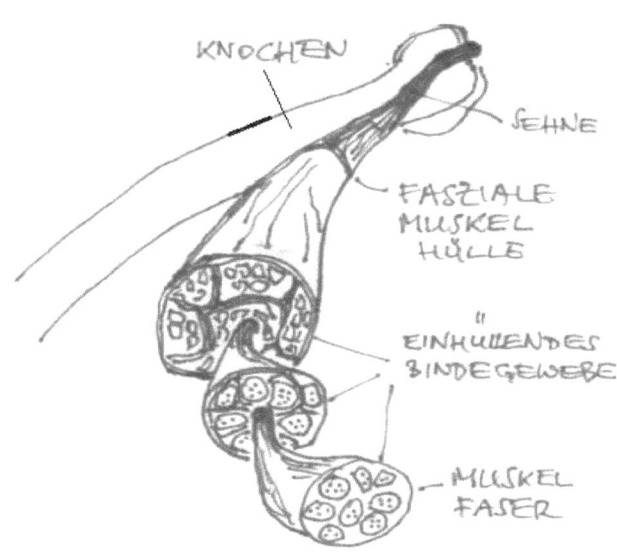

Abbildung 4: Die Struktur von Faszien

Mit Übungen lassen sich die *Fibroblasten*, die beweglichen Bestandteile des Bindegewebes stimulieren und das *kollagene* (aus Proteinen bestehende)

Netzwerk der Faszien zur Erneuerung animieren, was nützlich und wichtig ist, denn mit dem Alter verfilzt das Gewebe und verliert an Elastizität. Es gilt als erwiesen, dass die Schmerzbildung von der Dicke der Bindegewebsstruktur abhängt. Zwar kann sich auch die vorhandene, bereits starre Struktur einer ungünstigen oder gar falschen Haltung und Belastung des Körpers etwas anpassen, wenn aber die einzelne Schichten nicht mehr reibungslos übereinander gleiten können, wird die Kraftübertragung der Muskeln auf die Knochen gestört, es treten Bewegungsstörungen auf und Schmerzen.

Das muss nicht sein. Die Beweglichkeit des kollagenen Fasernetzes und die Festigkeit des Gewebes können mit Streck- und Belastungsübungen vorteilhaft beeinflusst werden. Dazu ist es günstig, das Training von statischen auf dynamische Übungen umzustellen. Moderate und natürliche Bewegungen reichen hierzu aus.

Letztlich werden bei allen Bewegungen der Kraftaufwand des Körpers und damit auch die Schmerzen kleiner, oder sie verschwinden sogar.

8 Was ist die Leiste?

(vgl. https://de.wikipedia.org/wiki/Leistenkanal)

Der Einfluss des relativ kleinen Leistenbereichs wird unterschätzt. Als Laie würde man nicht glauben, dass solche Bereiche bzw. Objekte des Körpers einen derart großen Einfluss haben. Die Leiste, in der die sog. *‚fascia transversale'* eine wesentliche Rolle bei der Kraftableitung des Darms spielt, ist ein ebenso unscheinbares wie wichtiges Objekt in einem kleinen Bereich des Körpers.

Sie begrenzt den unteren seitlichen Teil der Bauchwand und gibt ihm dort seine typische Struktur.

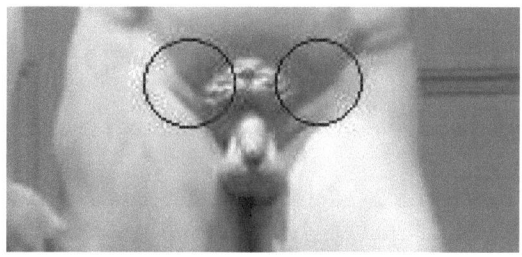

Abbildung 5: Die Position der Leisten

Nahe an der Leistenbeuge, in der sog. *‚Regio inguinalis'*, dem Bereich zwischen Bauch und Oberschenkel, laufen dicht unter der Oberfläche in einem Volumen von der Dimension eines Schnapsglases jede Menge Gewebefasern, Blutgefäße, Nerven und letztlich beim starken Geschlecht auch der Samenstrang kreuz und quer durch eine schon damit durchaus spannende Region.

Gewebestrukturen der vorderen Bauchwand treffen in einem länglichen Spalt aufeinander, der von der tief im Körperinneren liegenden Bauchhöhle ausgeht und als der ‚Leistenkanal' schräg durch die den Körper außen begrenzende Bauchwand zur vorderen Mitte zieht.

Dieser Kanal (andere Bezeichnungen für ihn: *Canalis inguinalis*, Leistenspalt; *Spatium inguinale*), der sich mit einer Länge von nur 4 bis 5 cm in solcher Weise darstellt, ist bis zu seinem Versagen ein für den gesunden Menschen eher unbekanntes, ja fast uninteressantes Objekt. Doch ist er in diesem wüsten Verhau nicht nur zufällig mit von der Partie, sondern dort sogar ein zentrales Element.

(vgl. http://de.academic.ru/dic.nsf/dewiki/230679)

Zwei Öffnungen des Kanals, die sogenannte ‚Leistenringe', eigentlich nur Löcher in einer fasrigen Gewebestruktur, stellen seine innere und äußere Begrenzung dar und bilden quasi sein oberes und unteres Ende:

Der **Innere Leistenring** (*Anulus inguinalis profundus*) ist eine ovale Öffnung von etwa 2,5 cm x 1,5 cm. Er liegt oberhalb (med. ‚*superior*') einer bindegewebigen Struktur, die den Raum für die Muskel- und Gefäßpforte (*Lacuna musculorum* bzw. *Lacuna vasorum*) abgrenzt:

dem **Leistenband** (*Arcus inguinalis*, auch *Ligamentum inguinale* genannt).

Durch dessen Verspannung mit der Bauchhaut entsteht die sogenannte **Leistenfurche**, welche nicht zuletzt von Michelangelo Buonarroti im David unnachahmlich ästhetisch gestaltet wurde.

Der **Äußere Leistenring** (*Anulus inguinalis superficialis*) ist eine schlitzförmige Öffnung in der Sehnenplatte des äußeren schrägen Bauchmuskels, des *Musculus obliquus externus abdominis*.

Diese innere Struktur ist unsichtbar.

Ganz im Gegensatz zu jener, die sich beim Mann im Laufe der Fetalentwicklung durch den sog. ‚*Descensus testis*', den ‚Hodenabstieg' eingestellt hat. Nämlich indem sich der Hoden zunächst in der Bauchhöhle entwickelt, um dann durch den Leistenkanal nach außen in den Hodensack (das *Scrotum*) zu wandern, womit die Natur ein fundamentales Problem der Fortpflanzung löst: die Kühlung des Hodens. Die Hoden wurden dazu einfach fast ins Freie, nämlich in den Hodensack ausgelagert, wo sie mindestens zwei bis fünf Grad Celsius kühler gehalten werden, als im Körperinneren. Diese niedrigere Temperatur ist wichtig sowohl für die

Produktion von Spermien, als auch für das Überleben bereits fertiger männlicher Samen.

Wenn nun der Hoden bei seiner Wanderung die innere Körperfaszie (*Fascia transversalis*) durch den Leistenkanal hindurch ausstülpt, nimmt er den zugehörigen Teil des *Peritoneums* (des ‚Bauchfells') mit. Die dabei entstehende Aussackung, der ‚*Processus vaginalis*' (‚Scheidenhautfortsatz') umhüllt nun den Hoden, weshalb dort Gewebestrukturen der Bauchwand aufzufinden sind.

Der Leistenkanal ist eine wichtige Passage, denn ihn durchlaufen maßgebliche Nerven, so zum Beispiel der *Ramus genitalis des Nervus genitofemoralis*: er versorgt Teile des Oberschenkels und der äußeren Geschlechtsorgane, und der *Nervus ilioinguinalis*, der die Bauchmuskulatur und die Haut des Hodensacks bzw. der Schamlippen enerviert. Also eine durchaus delikate Angelegenheit.

Dazu kommen Lymphgefäße der oberflächlichen Leistenlymphknoten (*Nodi lymphatici inguinales superficiales*), die Blutversorgung über die äußere Scham-Arterie (*Arteria pudenda externa*) und bei Männern der Samenstrang *Funiculus spermaticus*, der über das Schenkeldreieck in die Genitalgegend zieht. Die Blutversorgung der Leistenregion erfolgt über die Leistenäste der *Arteria pudenda externa* und der *Arteria circumflexa ilium superficialis*. Der Chirurg muss hier besonders vorsichtig sein, um keine Nerven zu verletzen und beim Vernähen kein Blutgefäß abzuschnüren.

In diesem ohnedies schon stark enervierten Gebiet zudem der Samenstrang in seinem Inneren verschiedene Nerven. Ihn begleiten die Hodenarterie und die Hodenvene, sowie der Samenleiter. Faserzüge vom Schräglaufenden und vom Querlaufenden Bauchmuskel begleiten ihn bis zum Hoden und bilden den ebenfalls im Leistenkanal befindlichen *Musculus cremaster*.

Ob dieser empfindlichen Struktur kommen Zweifel auf über die Zugehörigkeit des Mannes zum Starken Geschlecht. Hier kann nämlich allerlei kaputtgehen.

Bei Frauen ist die Sache wesentlich klarer und robuster gestaltet. Hier durchzieht das sog. *Ligamentum teres uteri* (das Runde Gebärmutterband zur Befestigung der Gebärmutter) den Leistenkanal und reicht bis in die großen Schamlippen (*Labia majora*). Der Processus vaginalis (Nuck-Kanal) bildet sich bei Frauen im Laufe der Entwicklung des Embryo fast immer zurück.

Die dreieckige *Fossa inguinalis medialis*, eine Einwölbung im sog. *Hesselbach-Dreieck*, einer muskelfreien Stelle der Bauchwand, ist ebenfalls ein Areal der Regio inguinalis. Ihr medial-kaudaler (mittlerer-unterer) Rand wird durch kräftigere Faserzüge aus der *Aponeurose* (einem sehnigen Ansatz von Muskeln) des *Musculus transversus abdominis* (eines Skelettmuskels der seitlichen Bauchmuskulatur) und der *Rektusscheide* verstärkt.

Im Bereich der Fossa ist die Bauchwand weitgehend muskelfrei. Ihre Stabilität wird also im wesentlichen nur durch die *Fascia transversalis*, dieser uns bereits bekannten Bindegewebsstruktur aufrechterhalten, somit ist die besagte Fossa eine **Schwachstelle der Bauchwand**, was eine ‚Leistenhernie' begünstigen sollte. Womit wir auf unserer Wanderung durch diese komplexe Zone wieder beim Thema angelangt sind.

9 Was ist die Ursache eines Leistenbruchs?

„Gib acht, heb dir keinen Bruch!", höre ich meine Mutter heute noch.

Man ‚hebt sich einen Bruch', hieß es früher, weil man meinte, die Leiste würde ausschließlich beim Heben schwerer Gegenstände ‚brechen'. Das ist aber nur selten der Fall, sondern das Schicksal der meisten Leisten ist durch Vererbung schon bei der Geburt ihres Besitzers festgelegt. Eine besonders hohe Belastung der Leisten durch die Bauchmuskulatur kann dann lediglich den Ausschlag geben, denn Muskeln, Sehnen und Bindegewebe (u. a. eben das Bindegewebe im Bereich des Leistenkanals) bilden eine feste äußere Hülle des Bauchraums und müssen den auf sie wirkenden Kräften standhalten.

Gerade die Leistenregion aber hat mit dem Leistenkanal und dessen innerem Zugang, dem inneren Leistenring, eine eher dünne Verbindung in Form einer Bindegewebsplatte, die die Bauchmuskulatur mit dem Beckenskelett verbindet.

Der Leistenkanal führt beim Mann den Samenstrang, sowie Arterien, Venen und Nerven der Genitalregion. Bei der Frau führt er ein Band zur Stabilisierung der Gebärmutter.

Diese dünne Verbindung wird durch den sich dauernd ändernden Darmdruck und die Muskelspannungen von innen gewalkt und gedehnt, und irgendwann lässt die Spannung im ermüdeten Konstrukt nach. Wie bei den Gurten eines Stuhls: auch dort brechen einzelne Fasern, wenn der örtliche Druck auf sie zu groß wird. Es bricht also nicht die gesamte Leiste mit einem Schlag, aber einzelne Fasern werden müde und geben nach. Immer weniger Fasern müssen die ganze Last tragen, und wenn sie nun auch noch stärker gedehnt werden, fällt das Ergebnis irgendwann außen als Beule auf, und weil es plötzlich auffällt, meint man, es hätte sich spontan ergeben. Man spricht vom ‚Leistenbruch'.

Unter einem Leistenbruch – in der medizinischen Fachsprache *‚Inguinal-Hernie'* (*‚inguinal'*: den Leistenbereich betreffend; *‚Hernie'*: Bruch) – versteht man das mechanische Versagen des Leistenkanals durch Trennung seines oberen vom unteren Teil oder seine lokale Eröffnung oberhalb des

Leistenbandes. Damit bildet sich eine Lücke oberhalb der Bindegewebsplatte, die die Bauchmuskulatur mit dem Beckenskelett verbindet, womit der Durchtritt von Baucheingeweiden möglich wird.

Die Bruchpforte (auch als ‚Lücke', ‚Öffnung, oder ‚Loch' bezeichnet) der Leistenhernie ist definitiv ein Defekt der Fascia transversalis in der Hinterwand des Leistenkanals.

Der Defekt kann angeboren sein (medizinisch: ‚Innerer Leistenring mit offenem Processus vaginalis'; das ist eine trichterförmige Ausstülpung des Bauchfells), oder er kann erworben sein.

‚Gib acht, heb dir keinen Bruch!' Die gängige Warnung also.

Nach neuerer Analyse sind für einen Leistenbruch jedoch folgende Ursachen möglich:

- Fast immer ist die Ursache eines Leistenbruchs eine angeborene oder altersspezifische Bindegewebsschwäche in der Leistenregion: damit besteht dort eine Schwachstelle. die zudem im Lauf des Lebens durch Belastungen gedehnt wird, bis in ihr schließlich ein regelrechtes Loch entsteht; doch ist diese auch unter Medizinern gängige Vermutung keineswegs gesichert. Zumindest klingt sie plausibel, und wenn man nach einer Operation dem Patienten für einige Zeit körperliche Schonung verordnet, dann geht das zumindest in die richtige Richtung.
- Die Ursache des angeborenen kindlichen Leistenbruchs bleibt allerdings recht unklar:
  - zwar haben alle Kinder mit einem Leistenbruch einen offenen *Processus vaginalis* (eine Ausstülpung des Bauchfells),
  - aber nur wenige Kinder mit einer solchen Ausstülpung entwickeln auch tatsächlich einen Leistenbruch.
- Eine andere Ursache ist ein zu weiter Leistenkanal: diese weite geometrische Kontur ist empfindlich auf Spannungen, womit ein Loch entstehen kann.

- Auch der muskuläre *Sphinkter* (Schließmuskel) am inneren Leistenring, der *Plexus pampiniformis* (ein von den Venen des Hodens und Nebenhodens gebildetes Venengeflecht) und eine regionale Fettplombe sind bekannte Einflussgrößen für die Bildung eines Leistenbruchs.

- Disponierende (begünstigende) Faktoren der Hernienentstehung sind *Kollagen-Stoffwechselerkrankungen*, *Kachexie* (eine krankhafte, sehr starke Abmagerung des Körpers), Eiweiß-Synthesestörungen und Systemerkrankungen, wie zum Beispiel das *Marfan-Syndrom*, eine systemisch ungünstige Besonderheit des Bindegewebes auf der Grundlage einer Genmutation.

- Gemeinsamer Wegbereiter aller Hernien ist nach vielfacher medizinischer Meinung der intra-abdominelle Druck, also der Druck im Bauchraum, denn erwiesenermaßen führen Erkrankungen, die mit chronischen Druckerhöhung einhergehen, z. B. *Prostata-Hyperplasie*, *Aszites* (z. B. Wasser im Bauch), chronische *Obstipation* (Stuhlverstopfung), aber auch Schwangerschaften überdurchschnittlich oft zu Hernien:

während der intra-abdominelle Druck in Ruhe bei 0,2 KPa liegt, wurden beim Pressvorgang, Husten oder Niesen Maximaldrücke bis zu 20 KPa, also das Hundertfache des Ruhedrucks gemessen.

Die Behauptung, dass der intra-abdominelle Druck Einfluss auf die Entstehung von Leistenbrüchen hat, ist daher nicht unplausibel.

Andererseits ist bei der Bewertung des Innendruck-Einflusses zu berücksichtigen, dass die Belastungsfestigkeit der Faszien (Weichteilkomponenten des Bindegewebes) und der von Muskulatur ausgeübte Druck in der Regel in ausgewogenem Verhältnis zueinander stehen, dass also Patienten mit starker Muskulatur meist auch entsprechende starke Faszien haben und umgekehrt:

Die ‚Innere Tapete' des Bauchraumes, die Fascia transversalis, die als ‚first line of defence' wirkt (jener Bereich, der den größten Druck aufnimmt und damit vor Hernien schützt), kann in der Regel dem Bauchpressdruck widerstehen.

- Beim Heben schwerer Gegenstände oder beim Leistungssport kann eine Hernie entstehen, aber man kriegt sie nicht automatisch wenn man beispielsweise Hanteltraining betreibt.

- Körperliche Trägheit und *Adipositas* (Fettleibigkeit) führen zwar nicht zwingend zu einer Hernie, man kriegt sie auch nicht unbedingt wenn man fett ist, aber ihr Auftreten wird damit begünstigt.

Eine wesentliche Ursache für den Bruch der Leiste ist ihre permanente Biegung infolge Änderung der Druckverhältnisse im Unterbauch und der Spannung der Bauchmuskulatur: die arme Leiste wird ja lebenslang geknetet und gezogen. Während die Leisten jüngerer Menschen noch flexibel sind und der Dehnungs-Biege-Tortur standhalten, werden sie mit zunehmendem Alter brüchig.

Der Leistenbruch ist ein typischer Ermüdungsbruch, begünstigt durch erbliche Vorbelastung, also durch ungünstige Zusammensetzung des Leistenmaterials und damit seine geringere Festigkeit, sowie durch den mit der Alterung des Menschen abflauenden Zellstoffwechsel und die damit einhergehende Verschlechterung des Reparaturmechanismus der Zellen.

In der Technik wird das Versagen von Gurten, Seilen oder Tauen als ‚Bruch' bezeichnet, hervorgerufen durch Ermüdung unter permanenter mechanischer Wechselspannung. Ähnlich wie ein Gurt, ‚bricht', so bricht auch die Leiste in den meisten Fällen nicht spontan, sondern sie gibt Faser um Faser ihren Geist auf, bis das Ergebnis letztlich außen an einer Wölbung der Bauchdecke sichtbar wird.

Mit der Druckdifferenz im Bauch bildet sich an der Leistenlücke der ‚Bruchsack': er ist weich, denn seine Hülle besteht zum Teil aus der löchrigen Faszie, die sich wie fasriger Nylonstoff anfühlt, und sein Inhalt besteht aus weich-gefülltem Baucheingeweide (Dünn- oder Dickdarm). Dieser Sack also kann sich durch die Lücke – ‚Bruchpforte' in der Bauchwand – in eine Vorbuchtung des ‚*Parietalen Bauchfells*' drücken.

Das ‚*Parietale Bauchfell*', auch ‚*Peritoneum*', ist eine seröse Haut, die mit ihren beiden Blättern,

- dem *Peritoneum parietale* (das äußere Blatt des Bauchfells)
- und dem *Peritoneum viscerale* (das innere Blatt des Bauchfells)

die Peritonealhöhle auskleidet, die sog. ‚*Cavitas peritonealis*', einen mit seröser, also Blutserum-artiger Flüssigkeit gefüllten Spaltraum, in dem sich die inneren Organe fast reibungslos gegeneinander verschieben.

(vgl. http://flexikon.doccheck.com/de/Peritoneum_parietale)

Es gibt verschiedene Arten von Hernien. Sie entstehen bevorzugt an natürlichen Schwachstellen der Bauchwand, grundsätzlich in allen abdominellen, also den Bauchraum betreffenden Regionen, insbesondere in Arealen mit präformierten Faszienlücken, zum Beispiel

- im Bereich des Leistenkanals
- im Schenkelkanal
- in der Nabelregion

Leistenhernien sind sehr häufig und treten vermehrt bei Männern im Alter von 55 bis 75 Jahren auf, bei Kindern und Neugeborenen oft aufgrund der fehlenden Rückbildung einer vor der Geburt bestehenden Ausstülpung des Bauchfells in den Leistenkanal. Bei Knaben kann eine solche Ausstülpung bis in den Hoden reichen.

So können sich bereits von Geburt an Schwachstellen in der Bauchwand darstellen.

Sie entstehen, wenn im Embryonalstadium der Hoden samt Samenleiter und Blutbahnen von der Leiste in den Hodensack wandert. Normalerweise verschließt sich diese Ausstülpung kurz vor der Geburt vollständig, in manchen Fällen allerdings nur teilweise. Zu diesem Zeitpunkt schon können sich Darmanteile in einem bereits bestehenden Bruchsack bis in den Leistenkanal schieben.

Bei jedem vierten Mann bleibt diese Stelle offen und bildet damit einen weiten Bereich, eine Lücke, durch die das Bauchfell hindurchtreten kann, manchmal mit Anteilen des Dünndarms.

Die chirurgische Reparation des Leistenkanals, jener recht flexiblen, aber eben nicht beliebig belastbaren ‚Haltevorrichtung', die die nachdrückende Nachbarschaft – häufig ist es der Darm – in dieser komplex strukturierten und enervierten Gegend davon abhält, sich bis an das Bauchfell durchzuquetschen, bedeutet letztlich, sich mit der gesamten Struktur in der Nachbarschaft dieser ‚Haltevorrichtung' auseinanderzusetzen.

Ein Chirurg muss zusammenfügen, was sich getrennt hat oder durchlässig geworden ist, jedenfalls nun keinen Widerstand mehr entgegenzusetzen hat, und dabei darf er keines der vielen fragilen Elemente in der Nachbarschaft verletzen, die hier auf allerengstem Raum, wie die Laserstrahlen der Sicherheitseinrichtung einer Bank kreuz und quer durch die Gegend laufen. Andernfalls litte der Patient später unter einer maßgeblichen Dysfunktion, wozu letztendlich Schmerzen, Unfruchtbarkeit und der Verlust von vielerlei Lebensqualität gehören.

Daran schon können Sie erkennen, wie wichtig die Wahl eines hervorragenden Chirurgen ist.

10 Welche Typen von Leistenbrüchen gibt es?

Abhängig von der Lage der Bruchpforte unterscheidet man zwischen Indirekten Brüchen – etwa zwei Drittel aller Brüche sind von dieser Art – und Direkten Brüchen. Eine Bruchtypus-spezielle Gefährdung des Erkrankten besteht nicht: ein Indirekter Bruch ist also nicht gefährlicher als ein Direkter Bruch und umgekehrt.

10.1 Was ist ein Indirekter Leistenbruch?

Der Leistenbruch ist eine Öffnung in der Leiste an der Öffnung des Leistenkanals. Damit können sich Bauchfell und Darm durch den Leistenkanal vorschieben.

Der ‚Indirekte Leistenbruch' (‚Indirekte inguinale Hernie'; ‚Lateraler Leistenbruch') ist die Folge eines Geburtsfehlers, durch den sich der Leistenkanal vor der Geburt nicht verschlossen hat. Die Entstehung eines Indirekten Bruchs wird durch diesen angeborenen unvollkommenen Bauchwandverschluss begünstigt.

2/3 aller Leistenbrüche sind Indirekte Leistenbrüche. Sie treten vorwiegend bei Neugeborenen, Kindern und Jugendlichen auf. Er ist auch der typische Leistenbruch bei Frauen.

Mit zunehmendem Alter kann sich der Innere Leistenring auch derart erweitern, dass sich das Bauchfell gemeinsam mit Darmanteilen (dem ‚Bruchsack') entlang des Samenstrangs (beim Mann) bzw. des Mutterbandes (bei der Frau) in den Leistenkanal in Richtung Körpermitte vorschieben kann: beim Mann mitunter bis in den Hodensack (siehe 10.2 *Was ist ein Hodenbruch?*), bei der Frau bis in die großen Schamlippen.

Da die Bruchpforte seitlich (‚*lateral*') liegt, wird diese Form auch als Lateraler (Seitlicher) Leistenbruch bezeichnet.

(vgl. http://www.operation-hernien.de/hernien-arten/leistenbruch-leistenhernie/)

10.2 Was ist ein Hodenbruch?

Der ‚*Hodenbruch*' ist eine Variante der *Indirekten inguinale Hernie* (Indirekter Leistenbruch; siehe 10.1 *Was ist ein Indirekter Leistenbruch?*) und damit auch die Folge eines Geburtsfehlers, bei dem der Leistenkanal es nicht geschafft hat, sich vor der Geburt zu verschließen.

Bei einem Indirekten Leistenbruch folgt die Bruchöffnung dem Verlauf des Leistenkanals von oben außen nach unten innen. Wenn der Bruchsack bis in den – dann vergrößerten – Hodensack reicht, spricht man vom sog. ‚Hodenbruch'.

10.3 Was ist ein Direkter Leistenbruch?

Ein Direkter Leistenbruch ist eine Öffnung in der Leiste neben der Öffnung des Leistenkanals, indem sich das Bauchfell dann direkt durch die Bauchwand in den Leistenkanal vorstülpt ohne die Eingangspforte des Leistenkanals zu benutzen.

‚Direkte Leistenbrüche' (auch ‚Mediale Leistenbrüche') sind immer erworben und werden vorwiegend bei Erwachsenen, insbesondere bei älteren Männern festgestellt.

Sie entstehen durch Alterung der Fascia transversalis und Ausbildung einer Schwachstelle der unteren Bauchmuskeln und treten im sog. Hesselbach-Dreieck auf (siehe Kap. 25 Was ist ...?   Fachbegriffe). Die Fascia transversalis ist eine bindegewebige Hülle zwischen dem ‚*Peritoneum parietale*' (das die Bauchhöhle auskleidende äußere Blatt des Bauchfells) und der Bauchmuskulatur.

Im Gegensatz zum indirekten Bruch nimmt der Bruchsack bei einem Defekt der Faszie nicht den Weg in den Hodensack bzw. die Schamlippen, sondern schiebt sich neben dem Inneren Ring des Leistenkanals (dessen ‚Eingangspforte' und einer Schwachstelle seiner Hinterwand) direkt durch die Bauchwand.

11 Welche Zustände von Leistenbrüchen gibt es?

Der Leistenbruch als Eingeweidebruch im Bereich des Leistenkanals (eine ‚Inguinalhernie') ist eine der häufigsten chirurgischen Erkrankungen und kann gemäß der medizinischen Phänomenologie, der Lehre von den Krankheitszeichen und ihrer Bedeutung für ein bestimmtes Krankheitsbild, folgende Entwicklungszustände zeigen:

11.1 Was ist eine Asymptomatische Hernie?

Asymptomatische Hernien, also Hernien die zwar sichtbar sind, aber (noch) keine Schmerzen oder Beschwerden verursachen, können in diesem Zustand über längere Zeit bestehen (‚Schlafende Hernien').

Bei Säuglingen ist ein solcher Bruch als kleine, allerdings nicht immer schmerzlose Vorwölbung in der Leiste erkennbar. Diese kleine Wölbung wird nicht selten zufällig beim Wickeln oder bei der Körperpflege entdeckt. Beim Schreien des Kindes kann sie mehr oder weniger deutlich heraustreten. Das Kind sollte dann einem Facharzt vorgestellt werden, da sich zumindest die Schmerzsituation schnell verschlechtern kann.

Bei Erwachsenen tritt eine Halb-Tischtennisball-große sichtbare und tastbare Schwellung im Leistenbereich auf. Sie vergrößert sich insbesondere bei körperlichen Belastungen, Pressen oder Husten.

Bei Männern kann auch eine Vergrößerung des Hodensacks beobachtet werden (siehe 10.2 *Was ist ein Hodenbruch?*).

Im Liegen kann die Auswölbung meistens mit geringem Duck und im Regelfall schmerzlos weggedrückt werden.

11.2 Was ist eine Symptomatische Hernie?

Symptomatische Hernien sind auffällig und verursachen Beschwerden oder bereits Schmerzen:

Laut schreiende oder wimmernde Säuglinge, bei denen eine Vorwölbung in der Leistenbeuge erkennbar ist, leiden wahrscheinlich unter einem solchen

Bruch. Sie sollten zur Abklärung umgehend einem Facharzt vorgestellt werden, da sich der Bruchsack in der Lücke einklemmen kann.

Treten beim Erwachsenen Auswölbungen beim Heben, Husten oder bei Betätigung der Bauchpresse auf, die im unbelasteten Zustand nicht erkennbar waren, so sollten eine Vorstellung beim Facharzt und eine Untersuchung vorgenommen werden, auch wenn die Wölbungen beim Hinlegen nach einiger Zeit verschwunden sind.

Beim Symptomatischen Bruch können Reponible und Nicht-reponible Zustände unterschieden werden:

11.2.1 Was ist eine Symptomatische Reponible Hernie?

Man spricht von einer ‚Reponiblen Hernie', wenn der Bruchsack der Hernie zwar das Loch in der Leiste bereits passiert hat und sich nun im Außenbereich des Körpers als Auswölbung darstellt, aber noch problemlos zurückgedrückt (‚reponiert') werden kann.

Dieser Zustand stellt zwar keine unmittelbare Gefahr dar. Er kann sich aber unter nicht vorhersehbaren Umständen, z. B. bei sportlicher Tätigkeit, spontan (akut) verschlechtern. Siehe das nachfolgende Kapitel.

11.2.2 Weshalb ist eine Nicht-reponible Hernie gefährlich?

Besteht eine Hernie, also ein an der Auswölbung in der Nähe der Leiste erkennbarer Bruchzustand, und lässt sich der Bruchsack, der diese Wölbung von innen heraus verursacht, nicht mehr zurückdrücken, dann spricht man von einer ‚Nicht-reponiblen Hernie':

Eine Hernie ist dann nicht mehr reponierbar, wenn sich der Bruchsack in der Hernienlücke eingeklemmt (‚*inkarzeriert*') hat. Das geschieht, wenn er mit Druck von innen (z. B. bei der täglichen Bauchpresse) in die Lücke und teilweise durch die Lücke gepresst wird und sich sein vorderer Teil nach dem Durchtritt durch die Lücke ballonartig ausgedehnt hat.

Für Hernien, deren Bruchsackinhalt derart eingeklemmt, dass er vom Laien nicht mehr reponiert werden kann, können zwei Zustände unterschieden werden:

1. Der inkarzerierte Bruchsackinhalt ist noch nicht von der Blutversorgung abgeschnitten und daher durchblutet: dann sind gemeinhin noch keine starken Schmerzen zu verspüren. Doch ist auch dieser Zustand bereits gefährlich, weil er sich jederzeit dramatisch verschlechtern kann.

   Wenn die Einklemmung rechtzeitig erkannt wird, lässt sich der Bruchsack eventuell von einem Arzt zurückdrücken. Eine Einklemmung kann jederzeit wieder auftreten.

2. Durch die lokale Druckerhöhung an der Einklemmungsstelle kann der Bruchsackinhalt anschwellen. Er wird damit noch stärker eingeengt und nachfolgend **von der Blutversorgung abgeschnitten** („stranguliert'): bereits kurz vorher oder spätestens jetzt treten Schmerzen als eindeutige Symptome der Strangulation auf. Verbunden ist sie mit massiven Durchblutungsstörungen des eingeklemmten Organs, häufig einem Teil des Darms. Dies ist ein **gefährlicher Zustand**, denn die abgeklemmten Darmteile sterben in wenigen Stunden ab („*Nekrose*'). In der Folge kann es zu einem lebensbedrohlichen Darmverschluss („*Ileus*') kommen. Die abgestorbenen Darmteile müssen so rasch wie möglich operativ entfernt werden („*Resektion*'). Ohne Operation kann eine tödliche Blutvergiftung („*Sepsis*') entstehen.

   Eine Operation bedingt Nachuntersuchungen. Auf einem Kreuzfahrtschiff, im Himalaya oder auf einer Südseeinsel sind solche nur begrenzt möglich, also sollte auch eine präventive Leistenbruch-Operation niemals unmittelbar vor einer großen Reise erfolgen.

   Bedenken Sie die Hygienebedingungen in manchen Ländern und an die Gefahr, sich zu infizieren. Beispielsweise bei einer Bluttransfusion, auch wenn sie bei einer Leistenbruch OP mit großer Wahrscheinlichkeit nicht erforderlich ist.

12   Bin ich ein Sonderfall? Wie häufig sind Leistenbrüche?

Etwa 27% der Männer und 3% der Frauen erkranken im Laufe ihres Lebens an einer Leistenhernie. Nach Schätzungen der internationalen Herniengesellschaft wurden letztes Jahr weltweit etwa 20 Millionen Leistenhernien operiert, in Deutschland weit über 200.000. Die Hernienchirurgie nimmt damit etwa 10 bis 15 % des Arbeitsaufkommens von Allgemeinchirurgen ein.

Wenn Sie an einem Leistenbruch leiden, werden Sie an der Antwort auf folgende Fragen interessiert sein:

- Was habe ich da eigentlich?
- Was ist so ein Leistenbruch?
- Ist er heilbar und wenn ja, wie?
- An wen muss ich mich wenden?
- Muss ich mich operieren lassen oder gibt es andere Lösungen?
- Was kann bei der Operation schiefgehen?
- Wie lange dauert die Heilung?
- Was kostet die Behandlung?
- Wie verhalte ich mich danach?

Damit die Medizin diese Fragen beantworten kann, muss sie das Problem im Griff haben, und dazu ist die umfangreiche Erforschung eines ganzen Problemkreises erforderlich, auch wenn sich dieses Problem hier scheinbar nur auf das Volumen eines Schnapsglases beschränkt.

Die Epidemiologie, hier also die Statistik der Leistenbrüche und die Kenntnis der Grundsätzlichkeiten medizinischen Vorgehens in diesem Fall scheinen fernab der Realität zu sein, weil diese Kenntnis dem Einzelnen zunächst nicht zu helfen scheint. Doch ist das Gegenteil der Fall, denn auch für die Heilung Ihrer eigenen Krankheit ist letztlich die möglichst genaue Kenntnis der Häufigkeit ihres Auftretens, ihrer Ursachen, der Möglichkeiten ihrer Behandlung und der spezifischen Erfolgsquote von entscheidender Bedeutung.

Je mehr die Medizin über eine Krankheit weiß, umso größer ist der Erfolg der Behandlung. Dazu sind allerdings im Vorgriff bereits die Erfassung und die Analyse vieler Krankheitsbilder erforderlich.

Für den Arzt stellen sich Fragen folgender Art:

- „Wie wahrscheinlich ist eine Heilung aus einem Zustand A, wenn ich eine Behandlung der Art B vornehme?"
- „Soll ich den Leistenbruch in diesem Zustand C gleich operieren, oder soll ich warten, und was muss passieren, damit ich diese Entscheidung ändern muss oder kann?"
- „Kann ich diesen Patienten noch operieren oder nicht?"

Erst mit dem Ergebnis umfangreicher Analysen können auch Ihre Fragen beantwortet werden, und damit können letztlich auch Sie geheilt werden.

Die Epidemiologie ist die wissenschaftliche Beschäftigung mit dem Auftreten, der Verbreitung sowie den Ursachen und Folgen von gesundheitsbezogenen Zuständen und Ereignissen (also Krankheiten) in großen Populationen, also von Menschengruppen.

Zwei aussagekräftige statistische Beobachtungsgrößen sind dabei

- die Krankheitshäufigkeit in der Bevölkerung (die sog. ‚*Prävalenz*')
- die Häufigkeit der Neuerkrankungen in einer Populationsgruppe (die sog. ‚*Inzidenz*')

Die Inzidenzrate ist die Anzahl der Neuerkrankungen dividiert durch die Länge des Zeitraums und die Individuenzahl: beispielsweise erkranken in Deutschland pro Jahr über 400.000 Personen (das sind die Neuerkrankungen) am Leistenbruch. Die Krankheit ist also sehr häufig. Nicht alle werden operiert, aber ein großer Anteil (ca. 200.000).

Das Risiko, in einem Jahr in Deutschland am Leistenbruch zu erkranken ist das Verhältnis der Anzahl der in einem Jahr in Deutschland neu erkrankter Personen (400.000) zur Anzahl aller Personen in Deutschland: die Einwohnerzahl Deutschlands (Stand 2013) beträgt 80,6 Millionen.

Damit ergibt sich das Risiko einer Erkrankung mit 400.000 / 80,6 Millionen = 0,5 %. Dieser Anteil der Bevölkerung erkrankt jedes Jahr an der Krankheit ‚Leistenbruch'.

Das bedeutet, dass beispielsweise in einem Ort mit 10.000 Einwohnern jedes Jahr im Mittel 10.000 * 0,005 = 50 Menschen am Leistenbruch erkranken.

Damit lassen sich das Auftreten und die Verbreitung von Krankheiten in einer Population statistisch erfassen und bewerten. Statistische Kennzahlen helfen Ihnen, dem Erkrankten nicht gleich direkt weiter, sie geben aber beispielsweise einen Hinweis auf die Wahrscheinlichkeit im Laufe des Lebens am Leistenbruch zu erkranken, und diese Wahrscheinlichkeit ist beim Leistenbruch recht hoch: die statistische Wahrscheinlichkeit, dass Sie im Laufe von 10 Jahren am Leistenbruch erkranken, ist immerhin 5 %. Die Wahrscheinlichkeit, dass Sie nicht erkranken ist 95 %.

Damit lässt sich auch quantifizieren, welche Krankheiten bei welcher Personengruppe häufig ausbrechen. Ein Vergleich der Inzidenzraten verschiedener Krankheiten zeigt beispielsweise, dass Krebserkrankungen eher ein Problem älterer Menschen sind.

Die Ursachenforschung (,Ätiologie') versucht dann den Gründen auf die Spur zu kommen und damit Risikofaktoren (Einflussgrößen) zu finden, die das Auftreten einer Krankheit begünstigen. Zum Beispiel begünstig Rauchen die Erkrankung an Lungenkrebs.

Die Anzahl gesundheitlicher Störungen in einer Population wird häufig aufgrund einer Stichprobe geschätzt, da die vollständige Testung einer Population zu aufwendig bzw. unmöglich ist. Die Wirkung aller wesentlichen Einflussgrößen (,Einflussparameter') auf eine Erkrankung können beispielsweise nicht an der gesamten Bevölkerung Deutschlands getestet werden, sondern immer nur anhand einer statistischen Auswahl. Dazu muss diese zufällig gewählt werden.

Die Epidemiologie ist ein Teilgebiet der Medizin, das die Häufigkeitsverteilung von Krankheiten in der Bevölkerung und die Einflussgrößen untersucht, welche als Ursache für diese Krankheiten in Frage kommen. Epidemiologische Untersuchungen gelten also zunächst nicht den einzelnen Patienten, sondern der Allgemeinheit und bilden die Grundlage klinischer Studien. In ihnen werden die Zusammenhänge zwischen Faktoren ermittelt, die zu Gesundheit und Krankheit von Populationen, also beispielsweise der Einwohner Ihrer Stadt beitragen. Damit ermöglichen sie die quantitative Ausrichtung von Maßnahmen und der Bewertung von deren Wirkung, wie sie im Interesse der Volksgesundheit vorgenommen werden.

Erst wenn die medizinischen Zusammenhänge zwischen Behandlung und Erfolg aus den Erfahrungen mit vielen Patienten klar erkannt sind, kann die klinische Medizin bei der Behandlung von Krankheiten einzelner Menschen optimal wirksam werden: das ist auch bei Ihrer Krankheit so. Denn für eine professionelle Behandlung und Betreuung braucht es qualifiziertes Personal und technische Einrichtungen. Das alles ist sehr kostenintensiv und muss daher auf solider Basis stehen.

Eine systematische Datensammlung und -auswertung, auch wenn sie hier vielleicht etwas deplaziert, schwerfällig und akademisch wirkt, ist erforderlich, um das etablierte Wissen ständig zu verbessern. Ansatzweise hatten einzelne Mediziner sich schon früher mit den Ursachen und der Verbreitung von Krankheiten beschäftigt, doch die konsequente wissenschaftliche Epidemiologie beginnt erst etwa in der Mitte des 19. Jahrhunderts.

Je größer die Anzahl der erfassten und analysierten Krankheiten ist, je mehr Krankheitsbilder vorliegen – daher die Bezeichnung ‚Epidemiologie' –, umso deutlicher treten die Merkmale von Krankheiten hervor. Umso genauer und zuverlässiger lassen sich dann die Unterschiede und Wirkungen verschiedener Krankheiten, ihre allgemeinen Auffälligkeiten und Erscheinungsbilder erkennen, und umso besser können sie dann unterschieden, klassifiziert und letztlich behandelt werden.

Krankheiten lassen sich dann nun verschiedenen Kriterien ordnen und in Kategorien einordnen: beispielsweise nach Geschlecht, Alter und Beruf. Jetzt erst lassen sich Zusammenhänge der Art, welches Geschlecht mit welchem Alter welche Krankheit welcher Art und welcher Ausprägung hat, quantitativ belastbar, das heißt zahlenmäßig bewerten.

Beim Leistenbruch beispielsweise ist ein Kriterium (eine Einflussgröße) außerordentlich bedeutsam: Schon früh hat man festgestellt, dass diese Erkrankung bei Männern fast zehnmal häufiger auftritt, als bei Frauen. Gegen das Merkmal ‚Geschlecht', das ihm die Natur vorgegeben hat und mit ihm die Einflussgröße auf die Erkrankung ‚Leistenbruch', kann der Mensch natürlich nichts unternehmen, aber er weiß zumindest, woran er ist, womit er statistisch rechnen muss, wenn er eine Frau oder ein Mann ist.

Denn die Statistik über die Häufigkeit und Merkmale von Krankheiten gibt Auskunft darüber, was wie oft unter bestimmten Bedingungen auftritt. Damit ermöglicht sie einen Abgleich der persönlichen Situation mit dem Auftreten der Krankheit in der Bevölkerung, und sie gibt eine quantitative Antwort auf die Frage ‚Womit muss ich unter welchen Bedingungen rechnen?' und auch auf die Frage ‚Was kann ich tun, damit mich diese Krankheit möglichst nicht erwischt?'

Mit solchen Analysen erhält man nicht nur Aussagen über die Häufigkeit der Erkrankung in einer Population (Bevölkerungsgruppe), in unserem Fall über die Erkrankung ‚Leistenbruch', sondern man erkennt auch spezifischen Ausprägungen der Krankheit.

So kann man eine Krankheit anhand ihrer spezifischen Ausprägung beim Erkrankten einer bestimmten Klasse von Krankheiten zuordnen und - das ist letztlich das Entscheidende – nach bewährten Methoden behandeln.

12.1 Wie häufig sind Leistenbrüche?

Die wesentlichen statistischen Daten sind folgende, und diese sind für Sie nun schon wesentlich relevanter:

- Jährliche Neuerkrankungen in Deutschland: ca. 400.000, das sind 0,5 % der Bevölkerung
- Geschlecht der Erkrankten: fast 90 % der Erkrankten sind männlich
- Alter bei Erkrankung: die Erkrankung tritt besonders häufig bei Säuglingen und sehr jungen Menschen auf. Erkrankungen in diesem Alter können nicht auf Belastung zurückgeführt werden, da das Gewebe der jungen Menschen elastisch ist und hohen Zugbelastungen standhält. In der Zeit zwischen der Jugend und dem Alter ist die Belastung dann zwar unter Umständen deutlich höher, aber auch ist die Belastbarkeit des Gewebes ist sehr hoch, also tritt die Erkrankung eher erst wieder in höherem Alter häufiger auf, wenn also die Widerstandsfähigkeit des Gewebes bereits nachgelassen hat.

- Jährliche Anzahl der Operationen in Deutschland: mindestens 200.000
- Operationsarten:
  o Offene Operationen 75 %,
  o Endoskopische Operationen 25 %
  o 80 % der Operationen mit Netzverstärkung
  o 20 % der Operationen ohne Netzverstärkung
- Durchschnittliche Aufenthaltsdauer im Krankenhaus nach der Operation: als ambulanter Eingriff erfordert die Leistenbruchoperation in der Regel einen Krankenhausaufenthalt von 0 bis 1 1/2 Tagen. Bei bereits bestehender Einklemmung oder Rezidivfällen kann er allerdings deutlich länger sein.
- Rezidivraten (neuerlicher Auftritt der Erkrankung nach Behandlung) nach einer Operation:
  o Bei Offenen Operationen mit Kunststoffnetz: im Promille-Bereich, also ca. 1 Rezidiv unter 1000 Operationen.
  o Bei Minimal-invasiven Operationen nach 5 Jahren: kleiner als 1 % (weniger als ein Rezidiv unter 100 Operationen)
  o Bei Standardfällen sind die Operationsergebnisse unabhängig von der behandelnden Ärztegruppe
  o Bei Operationen von Rezidiven ergeben sich höhere neuerliche Rezidivraten als bei Normaloperationen, da bei Rezidiven generell schwierigere Operationsbedingungen vorliegen
  o Rezidivoperationen werden von Chefärzten am erfolgreichsten operiert

12.2 Leistenbrüche bei Kindern und Jugendlichen?

Leistenbrüche bei Kindern und Jugendlichen zeigen folgende statistische Zusammenhänge:

- Eine Leistenhernie tritt bei 1 bis 2 % aller Kinder auf. Sie ist damit die häufigste chirurgische Erkrankung im Kindesalter. Wenn Ihr Kind davon betroffen ist, ist das also nichts völlig Außergewöhnliches. Sie brauchen nicht panisch zu werden.
- Alter der jungen Erkrankten: besonders Kinder im ersten Lebensjahr sind davon betroffen.

- Erkrankte Säuglinge sind meist jünger als sechs Monate: ca. 5 % der Säuglinge haben einen Leistenbruch.
- Erkrankte Frühgeborene: bei einem Geburtsgewicht unter 1000 g haben 30 %, also fast 1/3 der Säuglinge einen Leistenbruch. Es ist somit recht wahrscheinlich, dass ein zu leichtes Baby unter dieser Krankheit leidet.
- Häufigkeit in den Geschlechtern: Jungen erkranken 5mal so häufig wie Mädchen.
- Körpersymmetrie: der Leistenbruch tritt rechtsseitig bei etwa 60 % der Fälle auf; die statistische Asymmetrie ist also nicht auffällig, rechts und links sind fast gleich häufig.
- Häufigkeit beidseitiger Hernien: eine Dublette tritt in 10 bis 20 % der Fälle auf.
- Vererbung der Krankheit: eine Leistenhernie ist oft angeboren.

Die Gefahr einer Bruch-Einklemmung ist bei Kindern hoch und besonders schmerzhaft, und vor allem besteht sie bei einem Bruch permanent.

Erschwerend kommt hinzu, dass sich kleine Kinder nur bedingt artikulieren können und der Bruch noch schmerzhafter wird, wenn sie durch Schreien auf ihre ohnehin bereits schmerzhafte Situation aufmerksam machen.

Da eine Spontanheilung der Krankheit mit Sicherheit nicht stattfinden wird – Ausnahmen gibt es nur bei Säuglingen – sollten Sie Ihr erkranktes Kind sobald wie möglich operieren lassen.

Besprechen Sie also die Situation mit einem Arzt Ihres Vertrauens.

13 Die Anatomie der Leiste

In der Anatomie werden Gestalt, Lage und Struktur von Körperteilen, Organen, Gewebe und Zellen betrachtet.

13.1 Die Anatomie der intakten Leiste

Aus der Abbildung ist die Morphologie (Struktur, Aufbau) des Bereichs der unbeschädigten (= intakten) Leiste im Querschnitt zu erkennen:

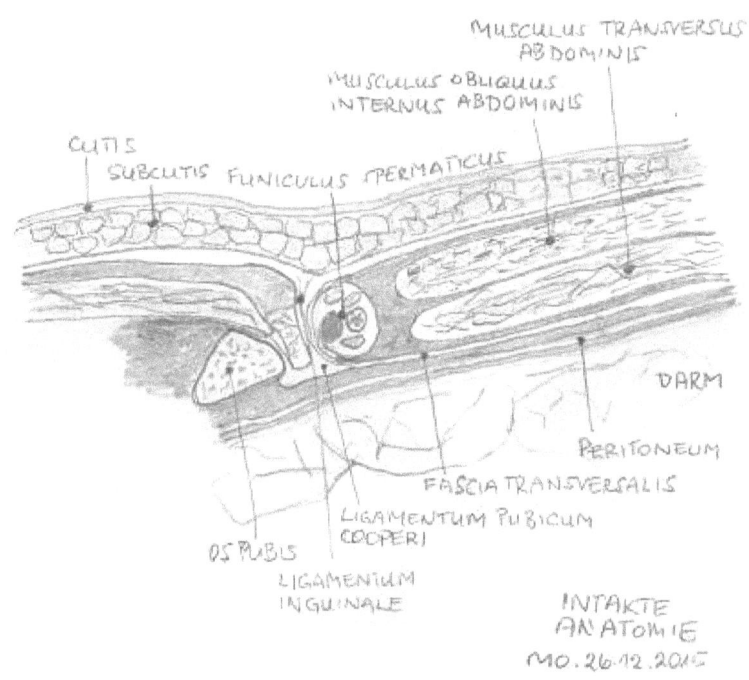

Abbildung 6: Anatomie der intakten Leiste, Querschnitt

Cutis und Subcutis		
	i.	*Cutis* bestehend aus Epidermis (Oberhaut) und Dermis (Lederhaut)
	ii.	*Subcutis*: unterhalb der Cutis gelegene Schicht der Haut; besteht im wesentlichen aus lockerem Bindegewebe und dem *Panniculus adiposus* (Unterhaut-Fettgewebe)
	iii.	Unterhautfettgewebe: ein der Subkutis unterlagerter Mantel aus Fettgewebe; bedeckt die meisten Partien des Körpers
Musculus obliquus internus		Skelettmuskel; Teil der seitlichen Bauchmuskulatur; bestehend aus längs-quer-gestreiften Fasern
Musc. transversus abdominis		Skelettmuskel; Teil der seitlichen Bauchmuskulatur ; bestehend aus quer-gestreiften Fasern
Fascia transversalis		Bindegewebige Hülle (Faszie); Auskleidung der Innenseite der Bauchwand zwischen dem Peritoneum parietale und der Bauchmuskulatur; die F. t. bildet gemeinsam mit der *Fascia endothoracica* einen Teil der inneren Rumpffaszie
Peritoneum		Bauchfell; eine seröse Haut, die mit ihren beiden Blättern die Peritonealhöhle (*Cavitas peritonealis*) auskleidet und die fast rei-

	bungsfreie Verschiebbarkeit der inneren Organe gewährleistet
Samenstrang	*Funiculus spermaticus*; beim Mann; ein etwa 20 cm langes Bündel aus Gefäßen, Nerven und dem Samenleiter, das durch den Leistenkanal (*Canalis inguinalis*) zieht
Leistenband	*Arcus inguinalis*, auch *Ligamentum inguinale*; verbindet den vorderen oberen Darmbeinstachel mit dem
Schambein; grenzt im	Leistenbereich den Raum für die Muskel- und Gefäßpforte ab
Ligamentum Cooperi	Coopersches Ligament (,Coopersches Band'), ein derber, faserreicher, beschränkt dehnbarer Bindegewebsstrang zwischen zwei Körperteilen zur Fixierung von Organen
Schambein	platter, winkelförmiger Knochen; Teil des Beckens
Externus-Aponeurose	flächige Struktur aus Bindegewebe; ein sehniger Ansatz von Muskeln

13.2 Die Anatomie der beschädigten Leiste

Im Zustand einer Leistenhernie (Leistenbruch) sieht die Sache folgendermaßen aus:Der Darm drückt das Peritoneum durch die beschädigte Fascia transversalis bis an die Bauchwand und beult diese aus. Diese Beule ist von außen sichtbar und tastbar. **(siehe Abbildung 7)**

14 Diagnose: Wie lässt sich ein Leistenbruch feststellen?

Um eine Erkrankung behandeln zu können, muss man herausfinden was los ist und warum es so ist. Man muss also die Symptome identifizieren.

14.1 Was sind die Symptome (S) für einen Leistenbruch?

Eine kleine Bruchlücke wird vom Betroffenen entweder gar nicht oder nur durch ein Ziehen bzw. durch einen leichten Druck in der Leiste wahrgenommen. Größere Brüche schmerzen und sind auch ohne große Belastung des Bauchs im Stehen zu erkennen und als Beule zu ertasten. Von außen kann allerdings weder durch Tasten, noch durch eine

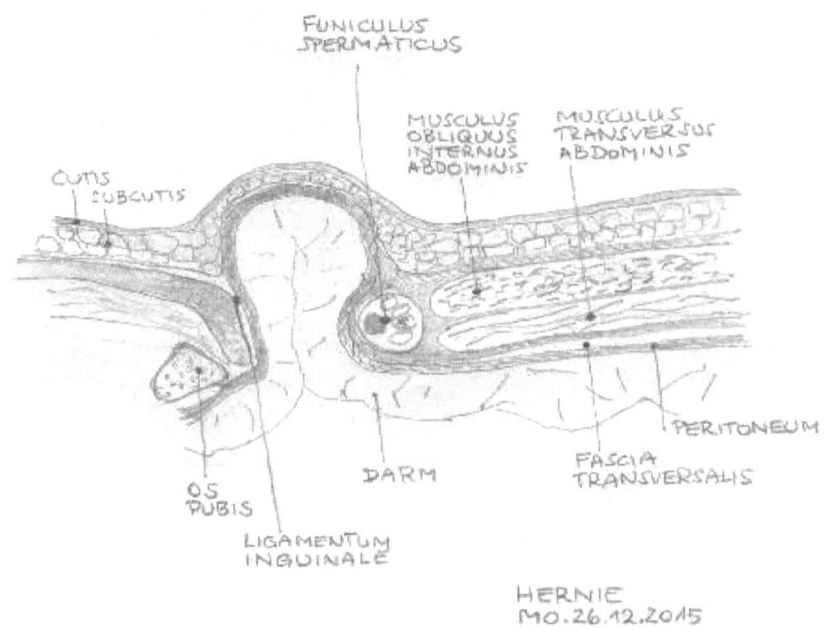

Abbildung 7: Anatomie der beschädigten Leiste

Ultraschalluntersuchung festgestellt werden, ob es sich um eine angeborene oder eine erworbene, vielleicht sogar eine alte Hernie handelt, die nicht unbedingt operiert werden muss. Will der Patient einer gefährlichen Entwicklung vorbeugen, so muss er sich allerdings einer Operation unterziehen. Ein Dilemma also.

Leistenbrüche sind anhand folgender Symptome auch für den Laien gut wahrnehmbar:

(vgl. https://www.dr-gumpert.de/html/leistenbruch.html;
http://www.aerzteblatt.de/archiv/8742/Hernienchirurgie-Leistenhernien-bei-Erwachsenen-und-Kindern;
http://www.eesom.com/go/BM1J61KSZDEOAPDPBU63IVLR2Q013WX4)

S Hauptsymptom eines Leistenbruchs ist eine sichtbare, intermittierende (also sich ändernde) oder aber eine dauernde Vorwölbung der Bauchhaut im Bereich des Schambeinhöckers bzw. des *Skrotums* (Hodensacks).

S Zu Beginn ist diese Vorwölbung nur im Stehen und beim Pressen sichtbar, in fortgeschrittenem Zustand auch in liegender Position.

S Beim Mann kann die Hernie je nach Größe bis in den Bereich des Hodens reichen.

S Die typische Größe einer Leistenhernie ist die einer halben Walnuss bis zur Größe eines Hühnereis, gelegentlich auch deutlich größer.

S Überschreitet die Ebene der Hernie die natürliche Ebene des Bauchraums, so wird eine Ausstülpung an der Körperoberfläche erkennbar und wir sprechen von einer äußeren, bei einer Ausstülpung in die Bauchfelltaschen von einer (nicht von außen wahrnehmbaren) inneren Hernie. Bauchfelltaschen sind mit *Peritoneum* (Bauchfell) ausgekleidete anatomische Spalträume, die sich innerhalb der *Peritonealhöhle* zwischen Bauchwand, Bauchorganen und *Mesenterien* (Dünndarmgekröse) bilden.

S Wenn der Bruchinhalt – meist ein kleiner Darmabschnitt oder das im Bauchraum gelegene am Darm aufliegende Fettgewebe (‚*Omentum majus*') – beim Durchtritt durch die ‚Bruchpforte' einen Bruchsack bildet, kann im Leistenbereich oder auch in der Nähe des Hodensacks oder der Schamlippen eine Erhebung des betroffenen Hautbereichs beobachtet und getastet werden, was nicht zuletzt vom intraabdominalen Druck, dem Druck innerhalb des Bauches abhängt, der beim Niesen, Husten oder Heben schwerer Gegenstände ansteigt, womit Eingeweide in den Bruchsack gepresst werden.

S Die Verkleinerung der Schwellung beim nachfolgenden Liegen bestätigt den Leistenbruch.

Achtung: Schwellungen können auch andere Gründe haben:
- Sie können der Ausdruck vergrößerter Lymphknoten – beispielsweise als Folge von Entzündungen – sein und bedürfen deshalb weiterer Abklärung!
- Nach Punktionen der Leistenvene (z. B. beim Herzkatheter) können Blutergüsse (‚*Hämatome*') als Schwellungen auffallen. Solche Blutergüsse müssen nicht selten operativ behandelt werden.
- Durch eine Reizung der Ansatzstelle der Oberschenkelmuskulatur am Becken können Schmerzen oder ein Ziehen in der Leiste auftreten: sie können in den Oberschenkel und die Hüfte, beim Mann auch in den Hoden ausstrahlen. Oft nach stärkeren Anstrengungen der Beinmuskulatur, z. B. nach einem Fußballspiel. Sie haben nichts mit einem Leistenbruch zu tun.
- Eine Verstärkung solcher Symptome im Liegen oder in der Nacht deutet auf andere Erkrankungen als einen Leistenbruch hin, z. B. auf eine Muskelkrankheit.

S Desweiteren ist auch zu prüfen, ob der Bruchinhalt mit der Hand wieder in den Bauchraum zurückgeschoben werden kann, also *reponierbar* (= verschiebbar) ist. In diesem Zustand des Bruchs sind in der Regel keine oder nur schwache Schmerzen, wie z. B. ein leichtes Ziehen in der Leistengegend zu spüren. Die Reponierbarkeit der Verdickung deutet auf zwar deutlich auf eine Leistenhernie, ist aber nicht zwingend ein Indiz dafür.

S Ein weiteres Anzeichen für das Vorliegen einer Leistenhernie ist ein Ziehen in der Leistengegend, wenn es bei Bewegungen entsteht und bei Entspannung nachlässt. Bei Frauen kann dieses Ziehen bis in die Schamlippen und beim Mann bis in den Hodensack reichen. Die

Betroffenen berichten dann nicht selten von einem Fremdkörpergefühl beim Sitzen und von leichten Stuhlunregelmäßigkeiten mit gelegentlicher Blutbeimengung, was allerdings der ‚gebrochenen' Leiste nicht direkt zuordenbar ist.

S Nicht selten treten diese Schmerzen wieder bei der gleichen Art von Aktionen auf, die die Verletzung ehemals begünstigten, wie zum Beispiel ein sehr starker Husten oder das Heben eines schweren Gegenstandes, wodurch der Druck damals kurzfristig erhöht wurde. Freilich kann man sich nicht immer zweifelsfrei an die Ursache von damals erinnern und deshalb den Bezug aktuell auch nicht mehr zweifelsfrei herstellen.

S Die Größe der Hernie ist nicht selten gefühlsmäßig korreliert mit dem Ausmaß der Beschwerden – von leichten Schmerzen im Bereich des Schambeinhöckers, zum Teil ausstrahlend in den Leisten- und Genitalbereich, bis hin zu plötzlich auftretenden kolikartigen Bauchschmerzen mit Fieber, Übelkeit und Erbrechen.

S Letztere Symptome treten dann auf, wenn bereits Teile des Darmes in der Bruchpforte eingeklemmt sind (Eingeklemmter Bruch; evtl. auch ein „*Mechanischer Ileus*" = Darmverschluss). Damit liegt eine Notfallsituation vor, denn die Blutgefässe der Darmwand werden bereits abgedrückt, und die Sauerstoffversorgung des betroffenen Darmabschnittes sowie der Abfluss des venösen Blutes ist unterbrochen. Das betreffende Areal droht abzusterben, was eine Verteilung von Bakterien in den Bauchraum und ins Gefäßsystem mit akuter Lebensgefahr zur Folge haben kann.

S Eine Verhärtung der Haut über dem Bruchinhalt, Schmerzen und ein nicht verschieblicher Bruchinhalt sind typische Zeichen einer Entzündung oder Infektion, die auch die Folge einer Einklemmung (‚*Inkarzeration*') des Darmabschnittes sein kann. Dies führt zur Abklemmung der Sauerstoff- und Nährstoff-versorgenden Gefäße im Gewebe, zum Absterben (‚*Nekrose*') des betroffenen Gewebes und ernsten Komplikationen.

Deshalb sollte auch bei einem nicht schmerzhaften Leistenbruch, stets ein Arzt aufgesucht werden.

14.2 Wie erfolgt die Untersuchung?

Eine medizinische Untersuchung ist die Summe der diagnostischen Tätigkeiten und Verfahren, welche vom Arzt im Rahmen der Patientenversorgung veranlasst und durchgeführt werden.

Die körperliche Untersuchung besteht in der unmittelbaren gesundheitlichen Überprüfung des Patienten durch die Sinne des Arztes (Sehen, Hören, Tasten, Riechen) ggf. unter Verwendung einfacher Hilfsmittel (z. B. eines Stethoskops). Eine solche Untersuchung ist ein unverzichtbarer Bestandteil gründlicher Diagnostik und dient der orientierenden Erfassung pathologischer Abweichungen, also der Erfassung von Abnormitäten.

Im Anschluss daran kann eine weitere Abklärung der Erkrankung durch apparative Untersuchungen und Laboruntersuchungen erfolgen.

Im Zweifelsfall sollte man sich einer solchen Untersuchung unterziehen. Die Diagnose der vermuteten Erkrankung ‚Leistenbruch' kann also

- visuell
- durch Palpation
- mit Ultraschall Sonographie
- durch Röntgenaufnahme
- mit der Magnet Resonanz Tomographie MRT erfolgen

Die meisten Leistenbrüche werden durch ‚Palpation' (Ertasten von Körperstrukturen mit einem oder mehreren Fingern bzw. den Händen) relativ sicher und eindeutig diagnostiziert. Dabei tastet sich der untersuchende Arzt von der Seite des Hodensacks bis zum äußeren Ende des Leistenkanals vor. Er fordert den Patienten auf, zu husten und kann dabei den Bruchsack als gegen den Finger klopfende Vorwölbung ertasten. Das Anstoßen des Bruchsackes an der Bauchwand beim Husten ist allerdings noch kein eindeutiges Indiz für einen Leistenbruch.

Zum Ausschluss einer Einklemmung von Darmanteilen in der Bruchpforte kann zusätzlich eine Röntgenaufnahme des Bauchs erforderlich sein.

Eine präoperative Differenzierung zwischen Direktem und Indirektem Bruch (Unterscheidung zwischen Direktem und Indirektem Bruch ohne Öffnung des Bauchs oder Minimalinvasion) gelingt nur in etwa 70 Prozent der Fälle.

Selbst mit einer Duplex-Sonographie zur Lokalisation der ‚Epigastrischen Gefäße' ist die unterscheidende Trefferquote nicht wesentlich höher. Für die weitere Behandlung spielt die Lage des Bruchs aber ohnehin nur eine untergeordnete Rolle.

Es geistert der Begriff der ‚Weichen Leiste' durch die Literatur, er wird allerdings durch kein anatomisches Substrat gestützt, d. h. es ist nicht klar zu definieren, worin sich eine solche Weiche Leiste auszeichnet, denn klinisch liegt ein Leistenbruch nur dann vor, wenn der tastende Zeigefinger im Leistenkanal am inneren Leistenring eine über das Niveau des Leistenringes hinausgehende Vorwölbung feststellt. Sie brauchen diesen Versuch nicht selbst zu machen, denn sie werden die entscheidende Position nicht zweifelsfrei finden. Überlassen Sie das lieber dem Arzt.

Zur sicheren Feststellung des Leistenbruches eignet sich die Sonographie: bei ihr wird die Schwächung der die Leiste passierenden Schallsignale abhängig von der Lage des Sonarkopfs, dem Eintritts- bzw. Austrittswinkels der Signale und vor allem der Dichte des Gewebes gemessen und maschinell verarbeitet. Dabei entstehen Bilder der Leiste und ihrer Struktur. Damit lassen sich die Bruchpforte hinreichend detailliert darstellen und der Bruchinhalt differenzieren. Die Untersuchung kann mit einem Realtime-Sonographiegerät mit 7,5 MHz-Schallkopf oder ähnlicher Technik erfolgen.

Hat ein erfahrener Arzt die Diagnose gestellt und liegen keine weiteren Verdachtsmomente vor, so ist eine zusätzliche Diagnostik wie eine CT Computer Tomography und die NMR Nuclear Magnetic Resonance entbehrlich und speziellen Fragestellungen vorbehalten: zur Prüfung der testikulären Durchblutung (Durchblutung des Hodens) kann vor allem bei der Rezidivhernie eine Doppler-Sonographie der Hodengefäße zur Stützung des präoperativen Befundes und Risikoabschätzung der Operation herangezogen werden.

14.3 Wie wird die Diagnose gestellt?

Eine Diagnose ist die bewertende Zusammenfassung der Messergebnisse und der spezifischen Erkenntnisse über die Krankheitszeichen ('Symptome') einer körperlichen oder psychischen Krankheit und die systematische Zuordnung der Erkrankung zu einer Erkrankungsklasse oder zu einer typischen Gruppe von Symptomen ('Syndrom').

Kurz gesagt: Der Arzt vergleicht die Krankheitszeichen des vorgestellten Patienten mit Krankheitszeichen, die er schon bei anderen Patienten, in der Literatur oder bei Kongressen vorgefunden hat oder von denen er also weiß, dass sie zu einer bestimmten Krankheit gehören.

Symptome sind alle Zeichen, die im Zusammenhang mit einer vermuteten Krankheit

- vom Patienten selbst ('Subjektives Symptom') oder
- vom Arzt ('Objektives Symptom')

wahrgenommen bzw. festgestellt werden.

Ein erfahrener Arzt kann durch visuelle Inspektion des Patienten einen Leistenbruch mit großer Zuverlässigkeit feststellen. Ein unerfahrener Arzt hingegen könnte einen Leistenbruch beispielsweise mit einer Muskelvergrößerung verwechseln. Jede Fehldiagnose, und das wäre dann eine solche, ist mit Gefahren verbunden, da die nachfolgende Entscheidung und Behandlung mit großer Wahrscheinlichkeit nicht zutreffend, also im besten Fall erfolglos, im schlechteren Fall schädlich oder sogar gefährlich wäre.

Haben der beurteilende Laie oder sogar der Arzt Zweifel an der ersten Diagnose, so müssen weitere, bessere, schärfere Untersuchungsmethoden größere Gewissheit schaffen. Doch auch bei subtiler Untersuchungstechnik lassen sich nicht alle Hernien mit Sicherheit erkennen und unerkannte Hernien ausschließen.

Bei kleinen Kindern muss sich die Untersuchung auf das Abtasten von Asymmetrien und Vorwölbungen der Leistenregion beschränken. Die

Beobachtung des Schwellungsverhaltens der Leistenregion („... einmal war die Schwellung geringer, irgendwann dann wieder stärker ...") durch die Eltern bzw. den Hausarzt kann hilfreich sein.

Eine bohnen- bis olivengroße Flüssigkeitsansammlung im Bereich der Leiste als Folge eines unvollständigen Bauchfellspalt-Verschlusses, die sog. ‚*Funikulozele*', hat zwar mit einem Leistenbruch nichts zu tun, kann aber mit ihm verwechselt werden. Daher muss sie differentialdiagnostisch – das ist die Bewertung des Unterschiedes zwischen zwei Diagnosen: ‚Entsteht der Buckel in der Leiste durch eine Funikulozele oder einen Leistenbruch?' – möglichst zuverlässig von einem Leistenbruch abgegrenzt werden.

Eine solche Flüssigkeitsansammlung, beispielsweise in den ‚*Processus vaginalis*', fühlt sich außerdem prallelastisch an und ist – im Gegensatz zu der Einklemmung eines Bruchs – nicht sonderlich schmerzhaft:

Der ‚*Processus vaginalis*' (‚Scheidenhautfortsatz') ist eine embryonal entstehende Aussackung des Bauchfells und der Inneren Rumpffaszie (*Fascia spermatica interna*) durch den Leistenkanal. Die Fascia spermatica interna ist eine dünne Faszie, die den Samenstrang (*Funiculus spermaticus*) umhüllt.

Im Gegensatz zur ‚*Diaphanoskopie*', der Durchleuchtung von Körperteilen mit einer aufgesetzten Lichtquelle, hat die Sonographie in obigem Fall einen deutlich höheren diagnostischen Wert: mit dieser Technik kann der Unterschied zwischen einer Funikulozele und einem Leistenbruch besser unterschieden werden.

Neben der Abtastung gibt es technische Verfahren, mit denen Art und Ursache von Beschwerden recht sicher festgestellt werden können. Natürlich ist es, wie überall in der Medizin, auch hier vorteilhaft jene Verfahren zu wählen, die die beste Aussage liefern.

15 Therapie: Was sollte oder muss gemacht werden?

Wenn hinreichend sichere Untersuchungsergebnisse vorliegen, muss geklärt und letztlich festgelegt werden, wie die Krankheit behandelt werden soll. Die Gretchenfrage dabei ist, welche Maßnahmen für den Patienten gleichermaßen zielführend wie schonend sind.

15.1 Wie wird die Therapie festgelegt?

‚Indikation' ist die objektive Veranlassung für den Einsatz diagnostischer oder therapeutischer Maßnahmen, zur Beseitigung eines unerwünschten oder sogar gefährlichen Zustandes. Eine solche Maßnahme kann beispielsweise eine Operation sein.

Einfach gesagt: aus den Schlussfolgerungen der Diagnose müssen Maßnahmen festgestellt und festgelegt werden, die dem Patienten bestmöglich helfen. Das können weitere Untersuchungen sein, wenn das Krankheitsbild vor einer Behandlung noch besser abgeklärt werden muss, oder schon Behandlungsmaßnahmen zur Beseitigung der Krankheit, wenn das Krankheitsbild klar ist.

Das sich ein Leistenbruch weder medikamentös noch homöopathisch beseitigen lässt, bleibt dann nur der Entschluss zu einer Operation, es sei denn, man will oder muss aus irgendwelchen Gründen weiter abwarten. Auch das ist eine Möglichkeit, doch werden die Konsequenzen einer solchen aufschiebenden Entscheidung in diesem Buch an mehreren Stellen ausführlich dargelegt.

Dazu stellen sich nämlich verschiedene Fragen.

15.2 Heilt ein Bruch zu?

Die möglichen und sinnvollen therapeutischen Maßnahmen hängen unter anderem vom Alter des Patienten und von seinem Gesundheitszustand ab. Die entscheidenden Fragen, die sich jeder Patient – gemeinsam mit seinem Arzt – stellen muss, sind:

- Will ich mich operieren lassen?

Und falls ja:

- Soll ich noch abwarten oder gleich gehen?

Mit der zweifelsfreien Diagnose, dass ein Leistenbruch besteht, sind die Voraussetzungen für die Indikation, also für die nächsten Maßnahmen, eigentlich bereits geschaffen, zumal es eine klare Hilfestellung zur Entscheidung für oder gegen eine Operation gibt:

> Ein Bruch wird ohne OP niemals zuheilen!

Folgen Sie daher keinen merkwürdigen Ratschlägen sogenannter Fachleute, denn vielfach tun sie das gegen teures Geld.

Ihr Bruch wird weder durch Training, noch durch Schonung, Diät oder Bäder mit diesem oder jenem Wasser ‚gut' werden, wie man das bei verschiedenen Krankheiten weiß oder hofft. Hier gibt es keine Hoffnung. Ein durchgerissenes Gurtband im Sitz eines alten Stuhls wird niemals heilen, auch wenn Sie den Stuhl im Früchtetee baden. Ähnliches gilt für die kaputte Leiste in Ihrem Körper. Das Argument, ein Gurtband wäre weniger gut durchblutet als ‚Ihre Leiste' – wie das manche Leute behaupten –, ist zwar richtig, aber medizinisch unbedeutend. Auch eine gerissene Achillessehne wird niemals ohne chirurgische Hilfe von sich aus zusammenwachsen. Warum sollte sie, wo sie doch gerade gerissen ist.

Nach einem Trauma (einer Verletzung) oder einer Entzündung wachsen Sehnen und Bänder im Gegensatz zu Muskeln wegen der schlechten ‚Vaskularisation' (der Neubildung kleiner Blutgefäße zur Versorgung des Gewebes) nicht ohne technische Hilfe zusammen. Die Blutgefäßversorgung reicht nämlich nur bis zu den äußeren Schichten der Sekundärbündel des Sehnenbereichs, also werden die inneren Sehnenbereiche ausschließlich durch Diffusion mit Nährstoffen und Sauerstoff versorgt.

Damit ist der Nährstofftransport an die Fehlstellen recht dürftig. Die schwach vaskularisierten Bereiche degenerieren also, und daher kommt es dort auch eher zu *Rupturen* (Rissen). Zu diesen Bereichen gehört leider auch die Leiste. Durchblutungsstörungen aufgrund einer *Sklerosierung* (Verhärtung) der im ‚*Peritendineum internum*' (dem inneren Blatt der Sehnenscheide) gelegenen Gefäße reduzieren die Nährstoffversorgung der Sehnenzellen und beeinträchtigen deren ‚*Metabolismus*' (Stoffwechsel).

(vgl. http://www.medicalsportsnetwork.com/archive/943049/Beschleunigte-Sehnenheilung.html)

15.3 Kritische Frage: Muss immer gleich operiert werden?

Begreiflicherweise ist das eine der häufigsten Fragen der Betroffenen.

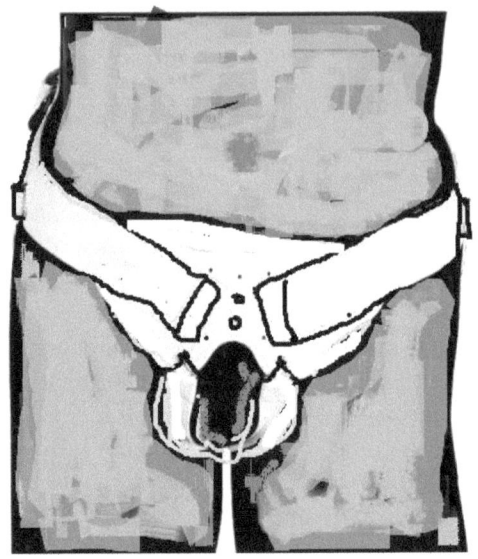

Abbildung 8: Leistenbruch-Gürtel

Wenn im Moment keine Operation möglich ist, dann kann der Leistenbruch-Gürtel eine begrenzte Zeit bis zur Operation überbrücken.

Dazu gibt es auch verschiedene Erfahrungen. Eine der vielen:

„... ich habe jetzt noch 15 Tage bis zur OP des Leistenbruchs. Um die Schmerzen zu mildern hatte ich mir überlegt, diesen Gürtel zu kaufen. Der Gürtel kam, und er sah mehr wie ein mittelalterlicher Keuschheitsgürtel aus. Sehr unpraktisch und viel zu eng. Er hat mir die Luft zum Atmen abgeschnürt ... aber wenn man ihn einfach in die Unterhose reinlegt, wirkt er wahre Wunder. Ich hatte keine Schmerzen mehr, konnte atmen, im Bett ist nichts mehr verrutscht. Ich bin erstmal sehr zufrieden. Die Tage bis zur OP werde ich hoffentlich keine Schmerzen haben ..."

Keine Schmerzen haben! Das möchten wir alle. Das Problem dabei: Der Gürtel ist keine dauerhafte Lösung, auch wenn es der erste Eindruck verspricht.

Frage an Sie: „Reicht es aus, wenn das alte durchgerissene Gurtband im Sitz eines Stuhls genäht und verstärkt wird, oder muss es ausgewechselt werden? Oder kann es so bleiben?"

Es kommt darauf an, ob das Loch in der Sitzfläche des Stuhls stört oder vielleicht sogar gefährlich ist. Z. B. wenn man auf den Stuhl steigt, um von einem Regal etwas herunterzuholen. Man kann mit dem Fuß die Lücke weiter aufreißen und durchbrechen, mit verschiedenen Folgen. Sie fragen jetzt, ob diese Folgen ernst sein können? Ein Beinbruch vielleicht. Wer weiß das schon. Wer kennt die Kraft, mit der ein Fuß lokal auf einen Gurt wirkt, und wo genau er das tut. Und wer weiß was passiert, wenn man dann durchtritt.

Ähnlich ist es mit dem Leistenbruch. Wissen Sie jetzt schon, ob irgendwo eine Darmeinklemmung stattfinden wird, vielleicht auf einer Seereise? Ob so etwas jemals geschehen wird? Ob Sie den Darm dann wieder in seine Ausgangslage werden reponieren können? Sie wissen das nicht. Ich auch nicht. Wer weiß das schon. Aber man kann sich auch zu Tode fürchten.

Die Antwort zur Frage nach dem Zeitpunkt der Operation ist daher:

Wenn der Bruch schon alt ist, muss er eigentlich nicht gleich operiert werden, denn dann ist die Gefahr einer Darmeinklemmung gering. Ich wusste beispielsweise weder, dass ich einen Leistenbruch habe, noch dass der schon alt ist. Es hat mich lediglich bei der Radtour im Elsass ganz plötzlich gezwickt. Das war weniger schmerzhaft, als beunruhigend, zumal auch das Wetter schlecht war. Auf einer meiner Radtouren vor Jahren, da war an einem Freitag um 17 in Viareggio das Wetter zwar herrlich, aber mir ist auf der Promenade die Hinterradfelge gebrochen. Das war weder schmerzhaft, noch beunruhigend, denn überaus zufällig war da ein Radmechaniker, keine 300 Meter entfernt, der hatte genau das gleiche Rad, gebraucht, fix und fertig, und nach einer knappen halben Stunde und 40 € war ich wieder reisefertig. So kann es eigentlich auch gehen.

Fußballspieler haben oft Schmerzen in der Leiste, ausgelöst durch eine Nervenreizung bei Belastung. In den Sportpausen lassen die Schmerzen dann nach oder verschwinden sogar. Das kann an der ‚Sportlerleiste' liegen, einer sogenannten ‚Weichen Leiste'. Allerdings geht eine solche nicht selten in einen echten Leistenbruch über. Die Abgrenzung einer Weichen Leiste zu einem tatsächlichen, vielleicht nur kleinen Leistenbruch, erfordert viel Erfahrung des Arztes. Bei der Untersuchung tastet er die Vorwölbung im Hinblick auf eine Hinterwandschwäche des Leistenkanals ab, die von außen meistens nicht erkennbar ist.

Eine Weiche Leiste sollte nur operiert werden, wenn sie Schmerzen verursacht oder bereits tatsächlich ein Leistenbruch vorliegt.

Eigentlich könnten Sie stets mit Ihrer Entscheidung warten. Aber genau so eigentlich wird Ihre Situation nicht besser werden, und die medizinische Lehre sagt: Ein Leistenbruch sollte gleich operiert werden. Verschiedene Leute werden Ihnen verschiedene Antworten geben. „Eigentlich sollten Sie ...", werden sie unverbindlich sagen, und weil das so unverbindlich ist, wird es Ihnen nicht helfen.

Eine wichtige Entscheidungshilfe für oder gegen eine Operation ist auch Ihre Situation nach der Operation: Obwohl hernienchirurgische Eingriffe mittlerweile Routine sind, klagen manche Patienten postoperativ über Schmerzen, sogar über erhebliche, vor allem wenn unvorbereitet und hastig und gar schlecht operiert wurde.

Gelegentlich werden – wie überall – auch bei einer Operation Fehler passieren. Das ist bei erfahrenen Chirurgen zwar unwahrscheinlicher als bei unerfahrenen, aber auch da nicht völlig ausgeschlossen, denn überall sind Menschen am Werken. Wie ein hervorragender Pianist auch einmal daneben greift und einen falschen Ton produziert, so ist bei dieser nicht ganz einfachen filigranen Geometrie im Bereich der Leiste ein chirurgischer Fehler niemals völlig auszuschließen. Langjährige Erfahrung und Übung des Chirurgen sind gute Voraussetzungen, dass ein derartiger ‚Unfall' nicht passiert. Erkundigen Sie sich daher nach guten Ärzten, fragen Sie Bekannte um ihre Meinung und sondieren Sie eigene Erfahrungen, so Sie welche haben.

Insbesondere bei der Operation von Rezidivsituationen, also Operation von Rückfällen, und bei Operationen mit Komplikationen spielt die Erfahrung des Chirurgen eine eminente Rolle. Über das Ja oder Nein zum Skalpell gibt es auch unter Experten leidenschaftliche Diskussionen, doch die allerletzte Entscheidung liegt bei Ihnen. Wenn Sie operiert sind, werden Sie Ihre Zweifel an einer Operation kaum mehr verstehen.

15.4 Was ist bei einer Erkrankung von Kindern zu tun?

(vgl. http://www.aerzteblatt.de/archiv/8742/Hernienchirurgie-Leistenhernien-bei-Erwachsenen-und-Kindern)

15.4.1 Prävention bei Kindern?

Obwohl sich beim Kleinkind in 50 % der Fälle einseitig befundener Hernien zwar auch kontralateral (also auf der entgegengesetzten Körperseite) schon ein offener Processus (also eine offene Leiste) befindet, führt dieser Zustand dort später nur in 10 bis 20 % zu einer klinisch manifesten (zweifelsfreien) Hernie: wenn man beispielsweise links einen Leistenbruch festgestellt hat, dann findet man in der Hälfte der Fälle auch auf der anderen Seite eine offene Leiste. Diese wird sich aber nur in 10 bis 20 % der Fälle zu einem tatsächlichen Leistenbruch entwickeln, und es stellt sich daher die Frage: Ist dann dort eine – präventive – Operation angebracht?

Verschiedene Länder handhaben solche Situationen unterschiedlich:

In einer solchen Situation bringt die präventive (vorsorgliche) Freilegung dieser äußerlich (noch) als gesund eingeschätzten Seite objektiv mehr Risiko als potentiellen Nutzen. Dennoch ist diese Freilegung in den USA routinemäßige Praxis.

(vgl. Analyse in der Dissertation von Pia Vaaß, 12.03.2007 http://publications.rwth-aachen.de/record/62442/files/Vaassen_Pia.pdf:„Kontralaterale Leistenhernien im Kindes- und Jugendalter")

Beim Vorhandensein einer Funikulozele, einer mit Gewebsflüssigkeit gefüllten Höhle (*Zyste*) im Bereich der Hodenhüllen oder des Samenstrangs, kann eine Indikation zur elektiven Operation (zur gezielten Auswahl einer Operation) sinnvoll sein, da eine solche Flüssigkeitsansammlung durch

Kompressionseffekte (Druckeffekte) zu einer Ernährungsstörung des entsprechenden Hodens und damit zu massiven Problemen führen kann.

15.4.2 Operation von Kindern?

Insbesondere bei Kindern ist die Entscheidung nicht immer ganz einfach, es müssen verschiedene Faktoren berücksichtigt werden:

- Bei der Nabelhernie des Kleinkindes kann – ganz im Gegensatz zum Erwachsenen – eine Spontanheilung stattfinden. Diese Möglichkeit sollte bei der Entscheidung berücksichtigt werden, aber nicht im Vordergrund stehen, da ein Kind eventuell längere Zeit leiden muss, ohne dass eine Besserung eintritt. Hier muss ein guter Arzt zurate gezogen werden.
- Die Indikation einer OP ist umso dringlicher, je jünger das Kind ist, da die Inkarzerationsgefahr in den ersten Lebensmonaten besonders hoch ist.
- Kinder werden allerdings nur bei einem Gewicht von mindestens 1000 g
- und ohne Vorliegen einer gravierenden Organinsuffizienz (Organschwäche z. B. der Lunge oder des Herzens) operiert. Eine Operation ist also nur angebracht, wenn das Kind über 1 kg wiegt und keine Probleme mit seiner Lunge oder seinem Herz bestehen. Daher sind entsprechende Voruntersuchungen erforderlich.
- Bei sehr kleinen Frühgeborenen mit pulmonalen Problemen (die Lunge betreffende Probleme) ist bei fehlender Inkarzeration (also einem Leistenbruch ohne Einklemmung und daher ohne eine unmittelbare gesundheitliche Bedrohung) abwartendes Verhalten angezeigt: also wenn der Bruch nicht eingeklemmt ist kann bei Frühgeborenen mit der Operation abgewartet werden.
- ‚Milde' Maßnahmen, wie zum Beispiel Bruchbänder, sind bei Kindern kontraindiziert (‚kontraindiziert': nicht angebracht, nutzlos, nicht sinnvoll, eventuell schädlich), denn Bruchbänder werden – wie schon mehrfach dargestellt – das medizinische Problem nicht beseitigen, sondern bestenfalls vorübergehend lindern, aber zudem

sekundäre Störungen verursachen, beispielsweise eine Irritation der Bauchmuskulatur.

- Beidseitige Hernien, also Hernien links und rechts, sollten beim Kleinkind in einer Sitzung operiert werden.

15.4.3 Narkose bei Kindern?

Kinder werden stets in Vollnarkose operiert. Die Medikamentengabe wird exakt berechnet, und es wird besonders sorgfältig vorgegangen. Bei Säuglingen unter drei Monaten hat sich auch die Spinalanästhesie bewährt. Zur Vorbereitung der Narkose reichen bei unauffälliger Anamnese des Kindes eine klinische Untersuchung und eine Laboranalyse mit Feststellung des Blutgerinnungsstatus.

15.4.4 Krankenhausaufenthalt von Kindern?

Voraussetzungen für eine Tageschirurgie (ambulante Chirurgie, also Operation und Entlassung des Kindes aus der Klinik innerhalb von 24 Stunden) sind

- die medizinische Unauffälligkeit des Kindes
- ein unauffälliger Verlauf in den sechs Stunden postoperativ
- verantwortungsbewusste kooperative Eltern
- ein enger Kontakt zum zuweisenden Kinder- oder Hausarzt

Unter diesen Voraussetzungen lassen sich über 95 Prozent aller kindlichen Hernien mit geringem klinischem Aufwand und nicht zuletzt mit minimalem ‚Krankenhaus-Trauma' für Kind und Eltern versorgen. Höchste Priorität aber hat die Sicherheit des Kindes, d. h. im Zweifelsfall bleibt das Kind länger im Krankenhaus.

Die Operation der kindlichen Leistenhernie unterscheidet sich wesentlich von jener des Erwachsenen, denn eine Schwäche von Faszie oder Muskulatur besteht beim Kind nicht. Ziel des Eingriffs ist daher eine gute Abtragung des Bruchsacks.

Ob dazu der Leistenkanal eröffnet wird (Methode nach Ferguson; Schließen der Wunde mit einer fortlaufenden Längsnaht) oder nicht (Methode von Czerny), ist von untergeordneter Bedeutung.

15.5 Was ist bei einer Erkrankung von Erwachsenen zu tun?

In aller Kürze: der Spielraum der Möglichkeiten ist nicht allzu groß. Letztlich bleibt nur eine Operation.

15.5.1 Gibt es wirksame alternative Maßnahmen?

Verständlich sind die Hoffnungen der Erkrankten in alternative Methoden, um mit ihnen einer Operation zu entkommen. So werden beispielsweise gleichermaßen diskutiert, empfohlen und verworfen

- die Bruchbänder
- eine örtliche Sklerosierung (Verhärtung)
- körperliche Ertüchtigung (das sog. ‚Bruchturnen')

Sie sollten die Bruchheilung entscheidend beeinflussen, waren jedoch im besten Fall palliativ. Pseudo-therapeutische Maßnahmen, die zwar auf Linderung, jedoch nach umfangreicher medizinischer Erfahrung keine Hoffnung auf Heilung einer Erkrankung machen können:

- Bruchbänder beispielsweise schwächen langfristig die Bauchdecke, werden aber immer noch als klassisch-konservative Versorgungsmöglichkeit geführt.

  Diese Versorgungsform kommt heute nur noch bei Patienten zum Einsatz, die auf Grund ihres Alters oder anderer medizinischer Umstände nicht mehr oder noch nicht operiert werden können. Es lassen sich auch jüngere Menschen, die einer schweren körperlichen Arbeit nachgehen nach der Diagnose ‚Leistenhernie' bis zum OP-Termin mit einem Bruchband versorgen, insbesondere wenn eine zeitnahe OP nicht möglich ist.

  Anmerkung: Um Komplikationen bei seinem Einsatz zu vermeiden, muss ein Bruchband fachlich richtig angepasst werden.

- In diesem Zusammenhang folgende Bemerkung: Das Tapen, also die mechanische Entlastung gedehnter Strukturen, z. B. gedehnter Bauch-Faszien nach einer Niederkunft, kann zu deren beschleunigter Heilung beitragen: dabei wird ein ca. 20 cm langes Band kreuzweise über den Nabel gelegt, der Nabel wird nach innen gestülpt, und festgeklebt. Durch das Festkleben des Tape wird die Spannung des gedehnten Teilbereichs großräumig verteilt und der gedehnte Bereich entlastet. Ein Schmerz auf der Haut sollte dabei unbedingt vermieden werden, da sie sonst beschädigt würde. Das Tape braucht nicht unbedingt abgezogen zu werden, denn es geht nach einiger Zeit von selbst ab. Die Tragedauer sollte einige Monate sein.

  Das Tapen darf nicht mit der Absicht und der Technik eines Bruchbands beim Leistenbruch gleichgesetzt werden.

- Der Einsatz sklerosierender (verhärtender) Substanzen zur Stabilisierung der Leisten bewirkt unkalkulierbare Nekrosen (abgestorbener Zellbereich) und ist daher abzuraten.

- Sogenanntes ‚Bruchturnen' soll angeblich stärken und heilen, verstärkt jedoch nur die Inkarzerationsgefahr.

Leider muss auch hier wieder betont werden, dass die Operation derzeit der einzige Heilungseingriff ist, auch wenn – insbesondere im Internet – immer wieder Wunderheiler auftreten. Zur Operation gibt es also keine Alternative.

15.5.2 Operation von Erwachsenen?

Es ist wichtig zu wissen, dass sich ein kleiner Riss durch permanenten Druck des Darms im Bauchraum zu einem regelrechten Loch aufweiten kann. Bei jeder Bewegung werden sich dann Fett und Darmstrukturen in die Lücke zwängen, und wenn später auch Nerven in den Spalt rutschen, werden sie peinigende Schmerzen verursachen.

Ist der Bruch schon äußerlich durch eine Beule in der Leistengegend zu erkennen, dann ist es an der Zeit, ernsthaft über eine Behandlung nachzudenken, denn erfahrungsgemäß heilen Brüche nicht zu, sondern erweitern sich mit der Zeit. Es wäre naiv, auf eine Heilung ohne Operation zu hoffen, obwohl in der Literatur verschiedene Möglichkeiten und Vorschläge kursieren.

Mit der Diagnose einer Leistenhernie steht daher die Indikation zur elektiven (= bewusst ausgewählten) Operation, d. h. es gibt eine Empfehlung zu einer operativen Beseitigung der Erkrankung. Die einzige Ausnahme von dieser Regel betrifft Patienten im Terminalstadium eines Tumorleidens, also kurz vor dem Tod. Hohes Alter und leidlich kompensierte Organinsuffizienzen (also beherrschte Organschwächen) hingegen stellen angesichts der Möglichkeit einer Operation in Lokalanästhesie heutzutage keine Kontraindikation (keine Entscheidung dagegen) dar.

Der entscheidende oder zumindest ein entscheidender Faktor für eine Indikation, also den Grund für eine medizinische Maßnahme), ist die Tatsache, dass unabhängig von Alter und Begleitkrankheit bei jeder Hernie eine Inkarzerations- und Strangulationsgefahr besteht. Hernien mit kleiner Bruchpforte sind dabei eher gefährdet, als solche mit großer Bruchpforte, aber auch solche sind nicht vor Einquetschung geschützt. Die Beobachtung, dass mediale (mittig liegende) Hernien seltener inkarzerieren (einklemmen), als laterale (seitlich liegende), ist wenig hilfreich, da die beiden Formen präoperativ nicht sicher unterschieden werden können: vor einer direkten visuellen Begutachtung durch Öffnung des Bauchraums oder Laparoskopie kann keine quantitative Wahrscheinlichkeit über die Einklemmung angegeben werden.

Ohnehin gilt die medizinische Regel, dass unabhängig von Bruchform, Lebensalter und Begleitkrankheiten jede Hernie möglichst bald operiert werden sollte. Die Terminabsprache sollte daher innerhalb von Wochen bis wenigen Monaten getroffen werden. Inkarzerierte und strangulierte Hernien sind Notfallindikationen und müssen sofort in Angriff genommen werden.

Mediziner sagen:

„Die Sonne darf in einem solchen Zustand nicht ohne Operation untergehen."

16 Kurzfassung: Welche Operationstechniken gibt es?

Siehe Kap. 17 Detailbeschreibung der Operationstechniken.

16.1 Was ist das Ziel einer Operation?

(vgl. http://www.medfuehrer.de/TAPP-Technik-beim-Leistenbruch-Methoden)

Die Ziele jedes Reparaturverfahrens sind eine langfristige stabile Leiste und eine ebenso langfristige Schmerzlosigkeit, also die Vermeidung von Rezidiven jeder Art. Es gibt verschiedene operative Verfahren zur Versorgung eines Leistenbruchs, die der Situation des Patienten in dieser Weise gerecht werden und daher entsprechend der Situation des Patienten ausgewählt und ggf. angepasst werden müssen. Denn es gibt sie nicht, die eine optimale Lösung, sondern jede der Methoden hat Vor- und Nachteile.

16.2 Was sind ‚Offene Methoden'?

Bei der offenen Leistenbruchversorgung (z. B. Offene Methode nach Shouldice oder nach Lichtenstein) stellt der Chirurg durch einen Bauchschnitt (5 bis 10 cm lang) im Leistenbereich, ca. 2 cm über der beschädigten Leiste (*kranial*), eine Öffnung der Bauchdecke her. Durch diese Öffnung operiert er. Darum die Bezeichnung ‚Offene Methode'.

Dann trennt er den Bruchsack vom Samenstrang, drängt ihn nach innen zurück und schließt die Bruchpforte sowie die tragende Bauchdeckenschicht mit fortlaufender Naht.

Die Offene Operation kann grundsätzlich ambulant und in Teilnarkose erfolgen. Lebensbedrohliche Komplikationen treten bei ihr nur sehr selten auf. Man wendet sie vor allem an
- bei jungen Menschen mit kräftigem Bindegewebe
- bei Frauen im gebärfähigen Alter
- sowie in Notfallsituationen mit z. B. eingeklemmtem Darm.

16.2.1 Die Offene Methode ohne Netzverstärkung

[Schumpelick V et al: Kurzlehrbuch Chirurgie ISBN 3131271272) c 2006 Georg Thieme Verlag Teil 2 S. Kap. 40 S. 664ff]

Bei der offenen Methode ohne Netzverstärkung schneidet der Chirurg die Bauchhaut über dem Bruch auf und verstärkt die Bauchwand an der defekten Stelle, indem er mehrere Schichten des vorhandenen Gewebes übereinanderlegt und mit Nähten sichert.

- **Anwendungsbereich:** Das Verfahren eignet sich für junge Patienten mit kleinen, meist angeborenen Brüchen.
- **Vorteile:** Kann bei Patienten mit Blutverdünnung angewendet werden. Kann in Lokalanästhesie durchgeführt werden. Ist auch mit lokaler oder rückenmarksnaher Betäubung möglich. Es wird so gut wie kein Fremdmaterial eingesetzt. Geringere Schmerzhaftigkeit. Höhere Elastizität der Nahtreihen. Sichere Versorgung durch Doppelung der Fascia transversalis als ‚first line of defence'.
- **Nachteile:** Häufiger Rezidive bei Patienten mit Risikofaktoren: also bei älteren Patienten, Rauchern oder bei Patienten mit genetische Vorbelastung (Gewebeschwäche).

16.2.2 Die Offene Methode mit Netzverstärkung

Anstatt nur mit Nähten, wie bei 16.2.1 *Die Offene Methode ohne Netzverstärkung*, wird die Schwachstelle mit einem Kunststoffnetz verstärkt. Diese Variante kann u. a. bei der Offenen Methode nach Shouldice oder Lichtenstein gewählt werden.

- **Anwendungsbereich:** Das Verfahren eignet sich bei großen Brüchen oder wenn sich ein bereits operierter Bruch wieder geöffnet hat (*Rezidiv-Situation*).
- **Vorteile:** Kann in Lokalanästhesie und bei Patienten mit Blutverdünnung durchgeführt werden. Durch das Netz erfolgt eine stabile Bruchlückenbefestigung.
- **Nachteile:** Mehr Fremdmaterial im Körper, daher etwas häufiger chronischer Leistenschmerz, als ohne solches.

16.3 Was sind Minimal-invasive Methoden?

Die seit Mitte der 1990er Jahre angewendete Minimal-invasive Leistenbruchversorgung wird als ‚elegante' und weitestgehend atraumatische (gewebeschonende) Verfahrenstechnik propagiert, da sie mit mehreren kleinen Zugängen (Schnitte von ca. 1 – 1,5 cm Länge) in der Bauchdecke auskommt. Bei der Operation werden durch diese Öffnungen verschiedene Instrumente (Endoskop, Trokare) eingeführt.

Wie die klassische Offene Methode gehören die Minimal-invasiven Methoden mittlerweile in vielen deutschen Kliniken zum Standardverfahren. Ihr deutlicher Vorteil liegt bei der beidseitigen Operation, da beide Seiten von denselben Öffnungen aus operiert werden können. Bei dieser Methode sind Kunststoffnetze zur Verstärkung der Faszienlücke obligat, es muss also immer ein Netz eingesetzt werden. Der Zugang zum Operationsfeld erfolgt über den Bauch. Es ist ein stationärer Krankenhausaufenthalt erforderlich.

16.3.1 Minimal-invasiv, ohne Netz

Diese Variante wird nicht realisiert.

16.3.2 Minimal-invasiv, mit Netz

Durch drei kleine Schnitte in der Nähe des Nabels führt der Chirurg Operations-Instrumente und eine Videokamera in die Bauchhöhle ein. Er verstärkt die Bauchwand von innen mit einem Kunststoffnetz.

- **Anwendungsbereich:** Beide Leistenregionen können gleichzeitig analysiert und behandelt werden. Behandlung beidseitiger Brüche in einem Operationsgang.
- **Vorteile:** Geringe Rezidivrate durch die Netzverstärkung. Kleine Bauchschnitte. Führt seltene zu chronischem Leistenschmerz und Taubheitsgefühl in der Leiste. Geringe Beschwerden in den ersten Tagen nach der OP.
- **Nachteile:** Der Eingriff dauert länger und ist kostenintensiver als der offene Eingriff. Bei manchen Varianten ist die Gefahr der Verletzung des Darms oder von Blutgefäßen größer als bei offenen Methoden (gefährliche Nachblutungen im Bauchbereich können schwerer

gestoppt werden). Das Verfahren muss in Vollnarkose durchgeführt werden, da die Einleitung von CO_2 in den Bauchbereich erforderlich ist.

17 Detailbeschreibung der Operationstechniken

[Schumpelick V et al: Leistenhernien bei Erwachsenen und Kindern: A-3268 MEDIZIN Deutsches Ärzteblatt 94, Heft 48, 28. November 1997]

Es hat sich herausgestellt, dass Leistenbrüche seltener durch Verletzung oder Abnutzung, sondern häufiger als angeborene Bindegewebsschwäche entstehen. Weil keine Operation diese Grundschwäche dünner und schwach vernetzter Bindegewebsfasern beseitigen kann, kommt es nach Operationen auch gelegentlich zu Rezidiven.

[Schöne, Scheuerlein und Settmacher: Diagnostik und Behandlung der Leistenhernie. In: MMW – Fortschritte der Medizin Band 151, 2009, S. 44–49]

Deshalb debattierten die Experten immer noch, ob der Verschluss nur durch eine Naht ohne Kunststoffnetz oder mit einem Netz zur Verstärkung der Bauchwand erfolgen soll. Oder ob doch eher ein ‚Plug' eingesetzt werden soll, eine Art Stöpsel, als Verschluss des Bauchdecken-Durchbruchs.

Der operative Verschluss der Hernie ist jedenfalls die einzige Möglichkeit, um Einklemmungen von Organen in der Bruchpforte und damit schwerwiegende bis lebensbedrohliche Folgen sicher zu verhindern oder solchen Folgen vorzubeugen. Ziele der Operation sind also der zuverlässige, dauerhafte und schmerzlose Verschluss der Bruchpforte unter gleichzeitiger Verstärkung an der Bauchwand.

Und welche Variante ist dann besser: die Öffnung des Operationsbereiches mit einem klassischen Schnitt oder eine Operation durch einige winzige Öffnungen in der Bauchdecke, die sogenannte ‚Schlüsselloch-Technik'?

Mit der Zeit hat man jedenfalls erkannt, dass es nicht nur darauf ankommt, die Leiste langfristig zu stabilisieren, sondern dass es mindestens ebenso wichtig ist, schmerzlose Patienten zu hinterlassen. Die Operationstechnik ist also auf beide Ziele einzurichten.

Bei jedem Operationsverfahren wird der Chirurg

- den Bruchinhalt in den Bauchraum zurückverlagern,
- die Bruchlücke in der Bauchdecke verschließen
- das Gewebe stabilisieren.

Dazu gibt es folgende Verfahren:

- Offene Operationstechnik (keine Endoskopie): ‚Leistenbruchoperation nach Shouldice'; ohne oder mit Kunststoffnetz (siehe 17.3 *Was ist die Technik nach Shouldice?*)
- Offene Operationstechnik (keine Endoskopie), ‚Leistenbruchoperation nach Liechtenstein', mit Kunststoffnetz (siehe 17.4 *Was ist die Technik nach Lichtenstein?*)
- Minimal-invasive Operationstechniken mit Kunststoffnetz nach ‚TEP' oder ‚TAPP' (siehe 17.14 *Wie ist der Ablauf einer Operation in TAPP-Technik?*; 17.15 *Wie erfolgt eine Operation in TEP-Technik?*)

Jede der Techniken hat Vor- und Nachteile, daher kann keine der Techniken als grundsätzlich überlegenes und absolut sicheres Verfahren herausgestellt werden.

17.1 Was sind Offene Operationstechniken?

Das wesentliche Merkmal der Offenen Operationstechnik ist die Öffnung der Bauchdecke durch einen etwa 8 cm langen Schnitt. Die Offene Operationstechnik ist also keine Endoskopische Operationstechnik und daher keine Minimal-invasive Operationstechnik.

Nach der Öffnung der Bauchdecke wird der Bruchsack (bestehend aus Faszie und Eingeweiden) in der Leistengegend aufgesucht. Die vorgerückten Darmabschnitte werden in den Bauchraum zurückgeschoben und der Bruchsackanteil (der Faszienrest) entfernt.

‚Faszien' sind dünne Bindegewebshäute, die die Muskeln überziehen und Muskelgruppen zusammenfassen. Sie bilden den Bruchsack. (siehe Kap. 7 Was sind die Faszien?

War der Bruch bereits eingeklemmt, und wurde er möglicherweise nicht mehr durchblutet, so müssen sowohl der eingeklemmte Teil des Bruchsacks wie auch die eingeklemmten und möglicherweise abgestorbenen Darmanteile entfernt werden. Der Vermeidung einer Infektion durch ausgetretenen Darminhalt muss dabei höchstes Augenmerk geschenkt werden.

Wesentlich ist das darauf folgende ein- oder mehrreihige Vernähen der Faszien mit der Muskulatur nach schichtgerechter Präparation der Randbildenden Bauchwandanteile.

Der Verschluss der Bruchpforte, der Öffnung in den Faszien, kann bei den Offenen Verfahren im Prinzip durch Nähte ohne eine zusätzliche verstärkende Netzeinlage erfolgen.

Dem erneuten Auftreten einer Leistenhernie (Rezidiv) kann allerdings wirksamer vorgebeugt werden, wenn der Durchtrittsort, der durch den Bruch (die ‚Hernie') entstanden ist, mit einem kleinen Kunststoffnetz (etwa 10 cm mal 15 cm) verschlossen wird. Es wird zwischen Leistenkanal und Bauchfell eingesetzt und damit die Hinterwand des Leistenkanals verstärkt.

Zum Abschluss der Operation werden die einzelnen Schichten der Bauchwand vernäht und die Bauchwand nachfolgend geschlossen, womit die Operation beendet ist.

Sie dauert etwa 30 bis 40 Minuten.

17.2 Wer hat die Offene Technik erfunden?

Das Offene Verfahren geht auf den Chirurgen und Anatom Edoardo Bassini (* 1844 in Pavia; + 1924 in Padua) zurück.

(vgl. https://de.wikipedia.org/wiki/Edoardo_Bassini)

Bassini erforschte die Anatomie der Leiste und legte mit seiner durchgreifenden Nahttechnik, die in Einzelnähten alle Schichten umfasste und die Faszie mit der Muskulatur verband, die Grundlage für eine mechanisch wirksame, stabile Reparation, wobei er mit dem Verschluss der Bruchpforte gleichzeitig die Leistenkanalhinterwand verstärkte.

Dieses Verfahren wird auch heute noch, insbesondere bei jungen Patienten und kleinen Bruchpforten angewendet. Nicht zuletzt auf der Basis von Bassinis epochaler Arbeit hat sich die Hernienchirurgie weiterentwickelt.

17.3 Was ist die Technik nach Shouldice?

Etwa einhundert Jahre nach Bassini wurde dessen Operationstechnik vom kanadischen Arzt Edward Earle Shouldice (1890 -1965) modifiziert. (siehe

Abbildung 9: Shouldice-Operation (ohne Netzverstärkung))

(vgl. https://de.wikipedia.org/wiki/Edward_Earle_Shouldice)

Er stellte seine Nahttechnik der Fachwelt erstmals bei der Jahrestagung der *Ontario Medical Association* 1944 vor, verwendete jedoch ursprünglich keine verstärkenden Materialien.

Für den Zugang zum OP-Bereich werden wie bei Bassini Bauchmuskeln und Bauchfell über der Leiste mit einem Schnitt von ca. 5 bis 10 Zentimetern Länge geöffnet. Dieser Schnitt stellt objektiv keinen großen chirurgischen Eingriff dar. Dennoch ist er ein Argument für die Entwicklung und zunehmende Akzeptanz und Anwendung der Minimal-invasiven Technik.

Im Gegensatz zu Bassini werden bei Shouldice alle Bauchwandschichten im Leistenbereich schichtweise vernäht und am Leistenband fixiert. Insbesondere wird die tiefste und damit kraftaufnehmende Schicht durch Doppelung der *Fascia tranversalis* (der querlaufenden Faszie) rekonstruiert. Damit wird eine sehr gute Haltbarkeit der Reparation erreicht:

- Nach der Spaltung, der Doppelung und dem Wiedervernähen der *Fascia transversalis* (einer bindegewebigen Hülle der Skelettmuskeln zwischen der Bauchhöhlenwand und der Bauchmuskulatur) werden der *Musculus transversus abdominis* (seine Fasern laufen quer zur Körperachse) und der *Musculus obliquus internus abdominis* mittels einer fortlaufenden Naht an das Leistenband (*Ligamentum inguinalis*) geheftet.

- Über dem Leistenband wird die Externus-Aponeurose (*Aponeurose des Musculus obliquus externus abdominis*; eine Sehnenplatte) verschlossen.
- Häufig begnügt man sich mit diesen beiden Schritten.
- Shouldice selbst nähte in einer 3. Reihe den *Musculus transversus abdominis* an das Leistenband.
- In einer 4. Reihe nähte er den *Musculus obliquus internus abdominis* (seine Fasern verlaufen schräg zur Körperachse) an das Leistenband.

(vgl. https://de.wikipedia.org/wiki/Leistenbruchoperation_nach_Shouldice)

Die Technik nach Shouldice (Offene Technik) gilt seit Jahrzehnten als der internationale Standard (sog. ‚Gold Standard') der Leistenherninen-Operation und wird daher nach wie vor angewendet. Die Ergebnisse nach Shouldice sind der Bassini-Reparation überlegen

- wegen der größerer Belastbarkeit des Verschlusses durch Doppelung der Fascia tranversalis (dieser bindegewebige Teil der Bauchwand wird als ‚first line of defence' bezeichnet, weil im wesentlichen an ihm die Abtragung der Bauchraum-Kräfte auf das Bauchfell erfolgt)
- wegen einer vierreihigen fortlaufenden Nahtversorgung
- wegen der höheren Elastizität dieser Nahtreihen
- wegen der geringeren nachoperativen Schmerzen

Bei 80 % der Operationen wird die Leiste durch die Implantation von Netzen verstärkt (sogenannte ‚Modifizierte Shouldice-Variante'). Mit dieser Netzverstärkung besteht bereits nach wenigen Wochen eine gute Belastbarkeit der Leiste, außerdem erleidet ein deutlich geringerer Anteil solchermaßen operierter Patienten einen Rückfall, als bei der Variante ohne Netz.

Das Implantat schließt vorrangig die Lücke in der Leiste, so dass der Darm das Bindegewebe nicht mehr passieren und kein Bruchsack entstehen kann, und es nimmt vor allem auf seiner gesamten Fläche jenen Druck im Bauchraum auf, wie er beispielsweise beim Heben schwerer Lasten oder bei dynamischer Beanspruchung (z. B. auch beim Husten) aufgebaut wird.

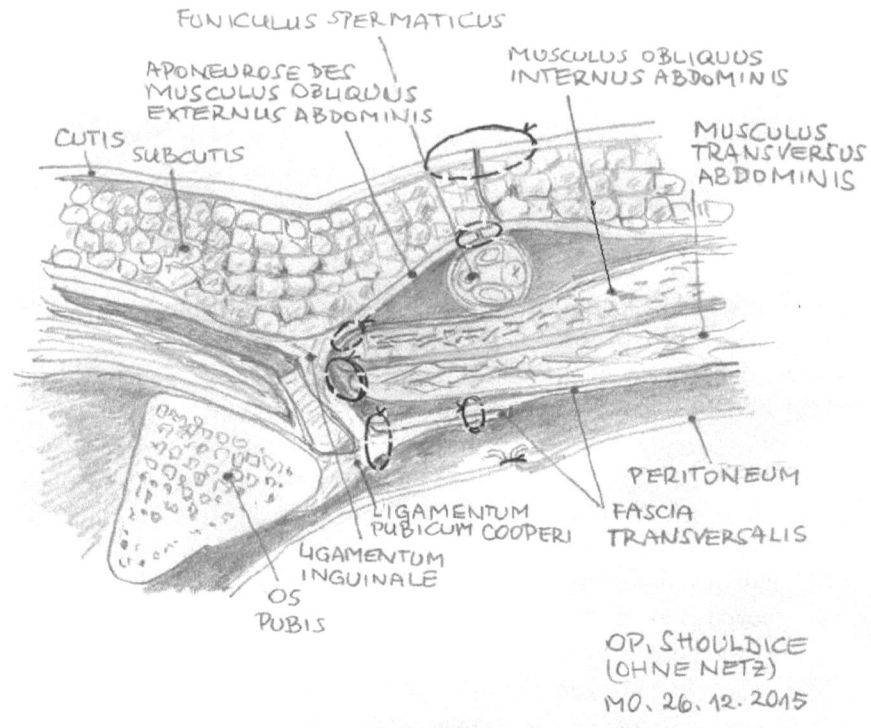

Abbildung 9: Shouldice-Operation (ohne Netzverstärkung)

Die Implantat-Netze werden aus resorbierbaren oder nicht-resorbierbaren, auch aus Titan-beschichteten Komponenten gefertigt. ‚Resorbierbar' bedeutet, dass das Netzmaterial mit der Zeit vom Gewebe aufgenommen wird und somit verschwindet, wobei (im Inneren) eine erwünschte Narbe entsteht, die die Leiste widerstandsfähig macht.

Verfahren unter Implantation von Netzen werden insbesondere dann als ‚Spannungsfreie Verfahren' bezeichnet, wenn das Netz nicht per Naht oder Klammer befestigt, sondern nur eingebracht, d. h. aufgelegt wird. Die Leiste mit Netzverstärkung ist zeitlich früher belastbar, als eine ohne Netz vernähte

Leiste, die Rezidivrate (der neuerliche Bruch der Pforte) ist mit Netz – insbesondere bei größeren Bruchpforten – fast generell kleiner.

Ca. 20 % der Shouldice-OP werden auch heute noch ohne Einbringung eines Netzes durchgeführt, wodurch die Leiste unter Umständen erst nach Monaten sicher belastbar ist.

Dafür gibt es keine Irritationen, denn Netze können in seltenen Fällen unerwünschte Vernarbungen und Neuralgien (Nervenschmerzen) bewirken.

Die Leistenbruchoperation nach Shouldice gilt als das beste Nahtverfahren und weist eine entsprechend geringe Rezidivquote auf. Bevorzugt wird diese Art der Operation auch bei kleineren Leistenhernien und jungen Patienten ohne wesentliches Risikoprofil.

Bei Kindern wird keine Netzverstärkung der Leistenkanalhinterwand vorgenommen, da das Fremdmaterial nicht mitwächst.

17.4 Was ist die Technik nach Lichtenstein?

Der amerikanische Chirurg Irving Lester Lichtenstein (* 1920 – † 2000) war einer der Pioniere der Hernienchirurgie. Die gesamte Disziplin, insbesondere aber die Offene Technik tragen noch immer seine Handschrift (siehe Abbildung 10: OP nach Lichtenstein (mit Netzverstärkung))

(vgl. https://de.wikipedia.org/wiki/Irving_L._Lichtenstein)

Bei Anwendung seiner Technik wird die Bruchlücke mittlerweile mit relativ kleinen Netzen unter der Externus-Aponeurose (*Aponeurose des Musculus Obliquus Externus Abdominis*), einer flächigen Struktur aus Bindegewebe abgedeckt. Auch diesbezüglich ist Lichtenstein mit der Zeit gegangen.

Seine Offene Operationstechnik, die er 1984 entwickelt, gehört inzwischen zu den klassischen OP-Verfahren bei der Behandlung des Leistenbruchs. Die Bruchlücke wird nach Entfernung des Bruchsacks durch ein Kunststoffnetz verschlossen und dieses mit der Bauchwandmuskulatur und dem Leistenband vernäht.

Das Nahtverfahren unterscheidet sich etwas vom Nahtverfahren nach Shouldice: es ist technisch einfacher als dieses, provoziert allerdings durch die spannungsfreie Reparation ohne Fasziennähte postoperativ geringere Schmerzen. Für manche Operateure ein wichtiger Punkt, auch wenn die Haltbarkeit möglicherweise geringer ist als bei Shouldice.

Lichtenstein eignet sich vor allem für ältere Menschen und Patienten, bei denen ein mittelgroßer bis großer Leistenbruch vorliegt, sowie für die Operation von Rezidiven.

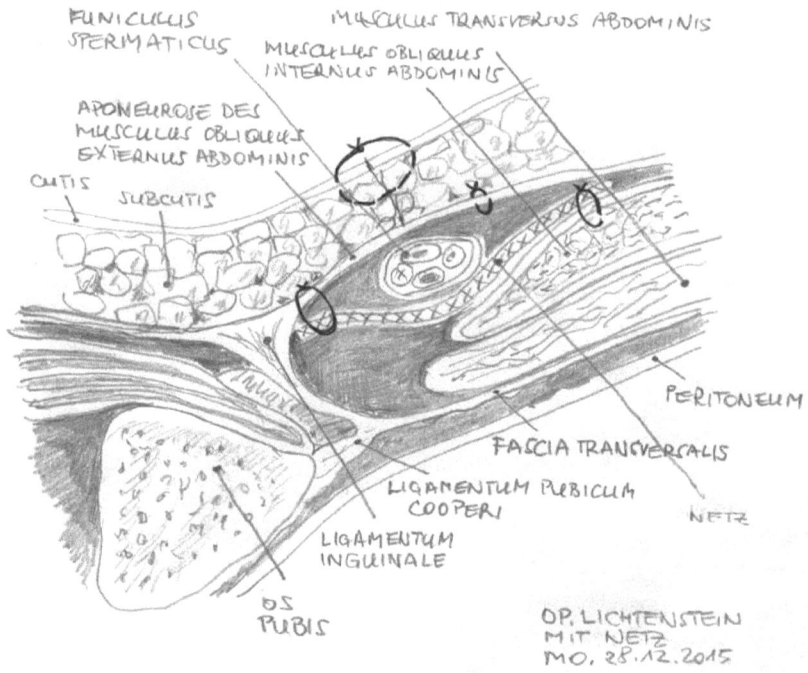

Abbildung 10: OP nach Lichtenstein (mit Netzverstärkung)

Der Eingriff kann grundsätzlich in Rückenmarksanästhesie oder lokaler Betäubung durchgeführt werden, eine Vollnarkose ist also nicht unbedingt erforderlich. Das Risiko eines Rezidivs ist gering. Angeblich dürfen sich die

Patienten nach der Operation früher belasten und sind nach Meinung mancher Fachleute schneller fit als nach einer Shouldice-Operation.

(vgl. http://hernia.tripod.com/techcomp.html)

17.5 Was ist TIPP?

TIPP ist ein Offenes Verfahren. Dabei wird mit einem Schnitt von 5 bis 10 cm Länge die Bauchdecke an der Leiste geöffnet. Durch diese Öffnung wird ein großflächiges leichtgewichtiges Netz zwischen Bauchfell und Fascia transversalis gelegt. TIPP ist die Transinguinale Präperitoneale Patch Plastik:

- ‚Transinguinal': ‚trans' = jenseits; ‚inguinal' = den Leistenbereich betreffend
- ‚Präperitoneal': ‚peritoneal' = auf das Peritoneum bezogen; ‚prä' = vor
- ‚Peritoneum', auch ‚Bauchfell': eine seröse Haut, die mit ihren beiden Blättern die Peritonealhöhle (*Cavitas peritonealis*) auskleidet und damit eine relativ reibungsfreie Verschiebbarkeit der inneren Organe gewährleistet

    (vgl. http://flexikon.doccheck.com/de/Cavitas_peritonealis)

- ‚Patchplastik': der Verschluss einer Öffnung durch einen Flicken (engl.: patch)

Das Verfahren wurde zum ersten Mal im September 2005 in der Hospitation Pelissier Besançon (Frankreich) praktiziert.

Die offene Implantation großer Netze im präperitonealen Raum über einen präperitonealen Zugang nach G. E. Wantz (bei einer einseitigen Hernie) oder René Stoppa (bei beidseitigen Hernien) oder eben transinguinal (TIPP) wird bei großen Skrotalhernien (siehe 10.2 *Was ist ein Hodenbruch?*) oder komplizierten Rezidivhernien (siehe *Rezidive*) praktiziert, also Hernien, die bereits einmal operiert wurden und nun wieder offen sind.

17.5.1 Anwendungsbereiche und Vorteile von TIPP?

Die Methode hat folgende Vorteile:

- Durch die Plazierung des Netzes auf der Innenseite des Bauchfells wird Druck der Bauchorgane über das Netz auf die Bauchdecke übertragen.
- Hohes Maß an Stabilität.
- Besonders geeignet für mittelgroße und große Brüche mit instabiler Leistenkanalhinterwand.
- Die Entscheidung über eine Netzimplantation („Sollen wir ein Netz einsetzen oder nicht?') kann intraoperativ, also noch während der Operation nach vollständiger Exposition des Defektes gefällt werden. Damit erhalten nur jene Patienten eine Netzreparation, die dieser wirklich bedürfen, womit eine Übertherapie vermieden wird.
(vgl. http://www.3chirurgen.de/leistenbruch.html)
- Nach den bisherigen Erfahrungen ergibt sich trotz der indikationsbedingt negativen Fallselektion (also durch die Auswahl schwieriger Fälle) sogar im Langzeitverlauf eine niedrigere Rezidivquote als erwartet.
- Bei der Operation komplizierter Mehrfachrezidiven kann in der Präparation das Inguinale (den Leistenbereich betreffende) Narbenfeld umgangen werden, womit das Risiko einer Testikulären (also auf die Hoden bezogene) Komplikation verringert wird.
- Kann in lokaler Betäubung durchgeführt werden. Für die präperitoneale Netzreparation nach Wantz oder Stoppa sind allerdings immer eine rückenmarksnahe Anästhesie beziehungsweise eine Vollnarkose erforderlich.

17.5.2 Operative Merkmale von TIPP?

(vgl. http://link.springer.com/article/10.1007%2Fs001040050349#page-)
(vgl. http://www.dr-gumpert.de/html/leistenbruch.html#c1717)

Wichtige Voraussetzung der erfolgreichen Plazierung eines (Polypropylen-) Netzes zur Verstärkung der Lücke ist die ausreichende stumpfe Präparation des präperitonealen Raums nach vollständiger Öffnung der Leistenkanalhinterwand.

Die Netzgröße muss den individuellen Verhältnissen angepasst werden: in der Regel lassen sich etwa 10 cm x 15 cm große Netze faltenfrei einbringen. In der suprapubischen Region, also im Bereich oberhalb des Schambeins und in der Schenkelbruchpforte muss auf eine sorgfältige Präparation und Abdeckung des Defekts geachtet werden, andernfalls besteht die Gefahr eines Rezidivs durch die Netzkante.

Neben der Größe der Netzprothese und ihrer Positionierung ist ihre Fixierung ein wichtiges operationstechnisches Detail.

Die derzeit verfügbaren Polypropylen-Netze bewirken eine bindegewebige Reaktion mit vollständiger Einscheidung (Einkapselung) der Netzprothese und anschließender narbiger Schrumpfung. Damit verbindet sich das Netz perfekt mit dem Bindegewebe. Wegen der Schrumpfung des Netzes muss eine Verkleinerung der Netzfläche von mindestens 30 % berücksichtigt werden, insbesondere um eine frühzeitige Dislokation (Verschiebung) bzw. Faltenbildung zu vermeiden. Andernfalls würde die dauerhafte Abdeckung der Bruchpforte gefährdet, was im Langzeitverhalten zu einem Rezidiv führen könnte.

Die Operationstechnik TIPP wurde in den zurückliegenden Jahren kaum geändert.

17.5.3 Was sind die Ergebnisse von TIPP?

(vgl. http://link.springer.com/article/10.1007%252Fs001040050349)

Aus der Erfahrung mit etwa 100 Reparationen von Rezidivleistenhernien unter TIPP lässt sich über Indikation, Anästhesie, Modifikation der Technik (operationstechnische Details) und Ergebnisse folgendes zusammenfassen:

- Die Indikationsstellung zur TIPP (das ist die Entscheidung TIPP anzuwenden) erfolgt nach intraoperativer Klassifikation der Hernie (Bewertung der Hernie während der Operation) vorzugsweise bei großen Hinterwanddefekten.

- Das Verfahren ist problemlos in Lokalanästhesie anzuwenden; bei 52 TIPP-Reparationen in lokaler Betäubung war in keinem Fall ein Wechsel des Anästhesieverfahrens notwendig.
- **Ergebnisse**: Abgesehen von einer vermehrten Serombildung (ca. 12 % der Fälle) in der frühen postoperativen Phase sind die Ergebnisse von TIPP mit denen nach Shouldice-Reparation von Rezidivhernien vergleichbar.

Ein *Serom* ist ein mit Wundsekret und Lymphe gefüllter nicht vorgebildeter Hohlraum im Bereich von Wunden an der Hautoberfläche; nach Operationen kann es im Bereich verschlossener Hautwunden auftreten.

Die Rate von Hämatomen, Wundinfekten und testiculären Komplikationen liegt bei etwa 1 bis 3 % der Operationen.

In Anbetracht der negativen Fallselektion (bewusste Auswahl ungünstiger Fälle) ausschließlich großer Rezidivhernien (wiederaufgetretene große Hernien nach durchgeführter OP) erscheint die 1-Jahres-Rezidivquote von 1 % nach TIPP-Reparation günstig.

[Arlt G, Schumpelick V: Die transinguinale präperitoneale Netzplastik (TIPP) in der Versorgung der Rezidivleistenhernie. Chirurg (1997) 68: 1235 – 1238]

17.6 Weshalb werden Netze eingesetzt?

Francis Usher führt Ende der 50er Jahre Kunststoffnetze aus Polypropylen zum Verschluss von Leisten- und Bauchwandhernien ein. Der Gebrauch synthetischer Netze reduziert ihr Rezidivrisiko sowie das Risiko chronischer postoperativer Beschwerden.

Ab 1990 werden Netze standardmäßig zunächst von außen eingesetzt. Ab 1993 intraperitoneal, also auf dem Weg durch die Bauchhöhle.

Ob Kunststoffnetze Rezidive wirklich dauerhaft verhindern oder nur verzögern, ist bis heute nicht definitiv geklärt. Es ist aber technisch plausibel, dass ein Netz die Stabilität vor Ort erhöht. In diesem Zusammenhang wird auch über ‚Degradationsprozesse' (Abbau der Funktionstüchtigkeit der Netze) sowie Netzbrüche im Langzeitverlauf diskutiert.

Trotz langjährigem Einsatz gibt es keinen Hinweis für eine Induktion von Neoplasien (Neubildung von Körpergewebe) durch Alloplastische Netze (Netze aus körperfremdem Material). Obgleich die heute verfügbaren Kunststoffnetze gute Verträglichkeit aufweisen, optimieren Chirurgen und Hersteller die Netzeigenschaften weiter. Das ideale Netz muss sich ohne pathologische Fremdkörperreaktion in die Bauchwand integrieren lassen und damit den Herniendefekt lebenslang nebenwirkungsfrei verschließen.

Verfahren, die die Bruchlücke mit einem Netzimplantat ohne Nahtfixierung überdecken (‚Spannungsfreie Verfahren') – können als Offene und Minimal-invasive Verfahren ausgeführt werden. Mit Hilfe der Kraftabtragung des Abdominalen Drucks auf das Netz hinterlassen sie in beiden Fällen sofort eine gut belastbare Operationswunde. Insbesondere bei größeren Bruchpforten zeigen sie eine niedrigere Rezidivrate als die klassische Methode ohne Netzeinlage.

Netzimplantate können aus reinem Kunststoff (Polypropylen) oder solchem mit titanisierter biokompatibler Oberfläche gefertigt werden. Heute ist Polypropylen der weltweit am häufigsten verwendete Werkstoff. Allerdings können auch die besten Netzimplantate, wenn sie nicht richtig eingesetzt werden, unerwünschte Vernarbungen und damit unter Umständen Nervenschmerzen (‚Neuralgien') verursachen. Die Netze müssen den Defekt hinreichend weit überlappen. Vor der Netzimplantation ist ein spannungsfreier Verschluss oder, bei größeren indirekten Leistenhernien, eine Einengung des Defektes anzustreben.

(vgl. http://www.aerztekammer-hamburg.de/funktionen/aebonline/pdfs/1223912532.pdf)

17.7 Welche Möglichkeiten der Netzbefestigung gibt es?

Das Fixieren der Netze ist ein entscheidender medizinischer Schritt, zumal er das Operationsergebnis wesentlich beeinflusst. Die Netzpositionierung muss schonend unter sorgfältiger Berücksichtigung aller Nerven vorgenommen werden. Die Art der Fixierung hängt vom Zustand des Defekts und den Eigenschaften der Faszien ab. Grundsätzlich gilt: je größer der Herniendefekt, umso genauer und stabiler muss die Netzbefestigung sein.

Es gibt folgende Möglichkeiten und Erfahrungen der Befestigung:

- Das Netz wird flach ohne Fixierung aufgelegt. Das wird beispielsweise in der TEP-Technik realisiert.
- Die Fixierung erfolgt mit resorbierbaren oder nichtresorbierbaren Nähten.
- Die Fixierung erfolgt mit (resorbierbaren) Tackern bzw. Staplern und durchgreifenden Bauchdeckennähten.
- Flächige Fibrinklebung des Netzes: sie ermöglicht eine spontane Fixierung der Prothese ohne Gefahr einer Nervenschädigung; ob allerdings bei Verzicht auf Nähte und Stapler dauerhafte Stabilität erzielt und chronische Schmerzen verhindert werden können, bedarf weiterer Studien.
- Die ausschließliche Netzfixierung durch Fibrinklebung gilt bei der Lichtensteinoperation als riskant.
- Fixierung des Kunststoffnetzes am Leistenband mit einem langsam oder nicht resorbierbaren anstatt einem schnell resorbierbaren Faden: damit ergeben sich bei der Lichtensteinoperation im Langzeitverlauf Rezidivraten von 2 % statt 6 % (vgl. Schwedisches Hernienregister).
- Die Verwendung selbsthaftender Polyester- oder Polypropylennetze: sie sind einseitig mit einer Schicht aus winzigen resorbierbaren Häkchen (Kletten) versehen. Die Haftung auf der Muskulatur ist sehr gut, auf Faszien allerdings nur mäßig. Daher sollten solche Netze bei der Lichtenstein-Operation in traditioneller Weise mit einer nichtresorbierbaren Naht am Leistenband befestigt werden.

Bei anderen Hernienarten, z. B. Narbenhernien kommen andere Netz-Techniken zur Anwendung:

- Laparoskopisch eingebrachtes Intra Peritoneales Onlay-Mesh (IPOM) ohne vernähten Verschluss der Bruchlücke: hier wird empfohlen, das Netz mit durchgreifenden Bauchdeckennähten und einem engmaschigen Doppelkranz von Tackern (‚double crown') zu befestigen.
- Implantierung dreidimensionaler Prothesen (‚plugs'): werden solche in den präperitonealen Raum implantiert, so ist zur Vermeidung von Netzdislokationen mit Netzwanderung und Erosion von

Bauchorganen auf eine korrekte Implantationstechnik und sichere Fixierung zu achten.

17.8 Ihr Körper soll äußerlich unbeschädigt bleiben?

Menschen wollen geheilt werden, aber sie wollen bei der erforderlichen Prozedur so wenig wie möglich leiden, und vor allem soll ihr Körper nur minimal entstellt werden. Klar, niemand ist begeistert, wenn man ihm bedeutet, man müsse ihm zuerst den Bauch aufschneiden, bevor man sein Inneres reparieren könne. Die Frage ist nur was wichtiger ist. Im wesentlichen hat sich daraus das zentrale Motiv für die Minimal-invasive Chirurgie entwickelt: es sollte nämlich das Trauma der Beschädigung des Körpers minimiert werden, also kaum Schnitte am Bauch gesetzt werden, und wenn solche unvermeidlich wären, dann sollten sie klein und im Idealfall unsichtbar sein.

Ihrem Wunsch nach möglichst unsichtbarer Beschädigung des Bauchs kommt die moderne Minimal-invasive Chirurgie auch bei der Leistenbruchoperation mittlerweile entgegen. Die Minimal-Technik wird eher angenommen, als eine, die einen 8 bis 10 cm langen Schnitt im Unterbauch fordert, und sie wird daher auch vom medizinischen Markt – ja, es gibt einen solchen für Operationen – entsprechend propagiert, denn teure Operateure und teure Geräte müssen bezahlt werden. Auf den ersten Blick tritt die Minimierung der oberflächlichen Bauchverletzung als hauptsächlicher Parameter für eine chirurgische Optimierung auf. Allerdings nur wenn man die Beherrschung der enormen technischer Finessen außer acht lässt, die erforderlich sind, um den größten Teil der Operationstechnik in das Bauchinnere zu verlagern, ohne die geringste Ahnung, was das bedeutet.

Denn eines ist klar: fast die gesamte chirurgische Tätigkeit erfolgt nun im dunklen Inneren des Bauchs. Es ist ein Jonglieren in der Finsternis, und es ist gefährlicher als das.

Wir präsentieren und diskutieren diese Variante. Sie können sich ja dann entscheiden.

17.9 Was ist die Minimal-invasive Chirurgie MIC?

Das grundsätzliche Ziel der Minimal-invasiven Chirurgie ist die Minimierung von Traumata (also von körperlichen und psychischen Schäden) beim Zugang zum Operationsfeld (das sich im wesentlichen im Körper befindet) und bei der Operation. Im weitesten Sinne gehört jedes Verfahren, welches bei Operationen nur minimale Traumata und Narben herbeiführt, zur Minimal-invasiven Chirurgie.

(vgl. http://www.chirurgie-minimalinvasiv.de/pages/vollnarkose-lokalanaesthesie.php)

Im Gegensatz zu den Offenen Verfahren kommt eine Minimal-invasive Leistenbruch-Operation also ohne einen größeren Hautschnitt in der Leistenregion aus. Das ist ihr Vorteil, vielleicht ihr einziger, denn der Hautschnitt verursacht einige Tage hindurch Spannungen in der Oberhaut, und es bleibt eine – eher unscheinbare – Narbe. Doch wohlgemerkt: auch bei den Minimal-Techniken bleiben kleine Narben, was aber nirgendwo erwähnt wird.

Die Minimal-Technik wird auch als ‚Schlüssellochchirurgie' bezeichnet. Man soll sich darunter etwas vorstellen. Ob der gewollte Bezug zur Realität stimmt, ist die Frage, denn objektiv verharmlost diese Metapher die Risiken der Technik.

Objektiv betrachtet werden bei den Angeboten einschlägiger Kliniken nur selten der gesamte Vorgang und sein Risiko beschrieben und bewertet. Denn um einen Minimal-invasiven chirurgischen Eingriff ohne direkte Sicht auf den Operationsbereich vornehmen zu können, wie das beim Offenen Verfahren ganz offensichtlich möglich ist, müssen Instrumente – im wesentlichen Endoskope und Trokare – durch mehrere kleine Schnitte in den Körper eingeführt und komplexe Techniken über beträchtliche Entfernungen hinweg im Bauch ausgeführt werden.

Ganz nebenbei bemerkt: auch die Minimal-Technik kommt nicht ohne verletzendes Eindringen in das Körperinnere aus. Worüber selten gesprochen wird. Die Darstellung liest sich häufig derart:

‚*Die Leistenbruch Operation in Gewebe schonender MIC-Technik, stets mit Verstärkung der Bauchwand durch ein gewebeverträgliches Kunststoffnetz, das über die Minimal-invasiven Zugänge in den aufgedehnten Spalt zwischen Muskelwand und Bauchfell ohne Metallclips eingebracht und auf die Bruchpforte gelegt wird, bietet gegenüber den herkömmlichen offenen OP-Methoden mehr Patientenkomfort und Sicherheit bezüglich der Belastbarkeit.*'

(siehe beispielsweise http://www.chirurgie-minimalinvasiv.de/pages/tapp-technik.php)

So werden diese Methode und auch andere Minimal-invasive Verfahren propagiert, und das ist keinesfalls falsch. Im Gegenteil. Wenn alles funktioniert ist das Verfahren OK, denn:

‚*In der Regel kann der Patient noch am Tag der OP das Bett verlassen. Die erforderliche Schmerzmittelgabe in der frühen Erholungsphase, dem Zeitraum von einigen Tagen nach der OP, ist geringer als bei der offenen Technik TAPP. Also ist TEP insbesondere dann angebracht, wenn beide Leisten in einer Sitzung operiert werden.*

Die Wiedereingliederung des Patienten in den Alltag kann daher am Tag nach der Operation beginnen. Körperliche und sportliche Belastungen sind bereits nach ein bis zwei Wochen möglich. In der Regel ist auch das kosmetische Ergebnis bei TEP besser als bei TAPP, da die kleinen Schnitte ohne irgendeine Narbenbildung zuwachsen.'

Allerdings wird nicht erwähnt, dass auch nach Anwendung Offener Verfahren der Patient seinen gewohnten Alltag am Tag nach der Operation beginnen kann. Auch ein 10 cm langer Hautschnitt ist einige Wochen nach der OP praktisch unsichtbar geworden, und er wird in den nächsten Monaten komplett verschwinden. Auch ist die Rezidivrate bei der Offenen Methode nicht schlechter, als beim Minimal-invasiven Verfahren, da sie wesentlich von der Qualität der Implantierung des Netzes abhängt.

Doch ist die Implantierung beim Offenen Verfahren deutlich problemloser als beim Minimal-invasiven Verfahren. Selbstversuch: Räumen Sie doch Ihren Reisekoffer einmal bei Tageslicht ein und dann denselben Koffer mit denselben Utensilien im total abgedunkelten Zimmer, mit dem Licht einer Taschenlampe.

Die Minimal-invasive Chirurgie kommt überdies nicht ohne Vollnarkose aus, da der Bauch aufgepumpt werden muss um Freiraum für die Operationsinstrumente zu schaffen. Alles nur eine Sache der Technik und der Übung, sagen die Chirurgen dazu, und eigentlich haben sie recht. Wenn man es kann, dann funktioniert es: die Eingriffe werden unter laufender Bildkontrolle mit Hilfe intraoperativer Computertomographien und bildgebender Verfahren aus Radiologie und Sonographie durchgeführt. Insbesondere in der Viszeral (Eingeweide)-, Thorax (Brustraum)- und Gefäßchirurgie können Ultraschalluntersuchungen während der gesamten Operationszeit eingesetzt werden.

Zwar ist die Leistenbruchoperation kein großer Eingriff, doch ist sie knifflig, und es sind, wie schon erwähnt, bei der Minimal-invasiven Operationstechnik verschiedene Instrumente erforderlich: beispielsweise das Endoskop und der Trokar.

17.10 Was ist ein Trokar, was ist ein Endoskop?

Der ‚Trokar' ist ein Punktionsinstrument, mit dem Zugang zu einer Körperhöhle geschaffen und erhalten wird.

Mit dem ‚Endoskop' kann man das Innere von Hohlräumen – dazu gehört beispielsweise Ihr Bauch – durch kleine und kleinste Zugänge (Schnitte) in der (Ihrer) Bauchdecke optisch untersuchen. Ohne Endoskope wären Minimal-Techniken unmöglich. Endoskope sind eine raffinierte Weiterentwicklung des von Hermann von Helmholtz 1850/51 erfundenen Augenspiegels (‚Ophthalmoskop'). Dieser Augenspiegel war das erste Gerät, mit dem man in das Innere eines Organs blicken konnte. Im Gegensatz zu einem modernen Endoskop drang er nicht körperlich in das Organ ein: es (das Augeninnere) wurde nur (optisch) von außen betrachtet.

Zwar enthält das Ophthalmoskop schon die Grundidee des modernen Endoskops, doch war bis zu diesem viel Entwicklungsarbeit nötig, um tief in das Innere komplexer Strukturen eindringen, sich dort umsehen und alles genau beobachten und bewerten zu können.

Das genaue Beobachten und sichere Bewerten des Körperinneren sind unabdingbare Voraussetzungen für ein erfolgreiches Operieren im Dunkeln. So war dieses also erst möglich, als die alte Technik des Ophthalmoskops so entscheidend verbessert wurde, dass es nun unter Verwendung von Lichtleitern in den Körper eingeführt werden konnte. Lichtleiter sind flexible Glasschläuche, die aus einer Unzahl im Verbund geführter (Bündel) dünner Glasfäden bestehen. Jeder dieser Fäden leitet einen einzigen mehr oder weniger hellen, farbigen Bildpunkt (‚Pixel') von einer Optik im Körperinneren aus diesem in eine Kamera, die sich im Außenbereich des Körpers befindet. So kann das Innere außen abgebildet und innen untersucht, sowie bei der Operation mit geeigneten Instrumenten behandelt werden.

Je dünner die Fäden des Lichtleiters sind, und je mehr dieser Fäden in einem flexiblen Bündel zusammengefasst werden, umso detaillierter sind die Bilder, die auf dem Bildschirm oder in einer Kamera des Operateurs zu sehen sind.

Die Führung jedes einzelnen Lichtstrahls in seinem eigenen dünnen Glasfaden beruht dabei auf der physikalischen ‚Totalreflexion' dieses Lichtstrahls an der Innenseite der äußeren Oberfläche dieses Glasfadens auf seinem gesamten Weg von der Optik im Körperinneren bis in die Kamera oder auf den Bildschirm. Die Pixel, die durch die unzählig vielen Fäden nach draußen laufen, werden dort gemeinsam zum Bild.

Der Effekt der Totalreflexion ähnelt der Lichtreflexion an der Oberfläche eines (hier langen, dünnen und allseits gekrümmten) Spiegels, weshalb man diese Technik vereinfacht als ‚Spiegelung' bezeichnet. Was genau genommen nicht stimmt, weil der physikalische Effekt, welcher dieser Reflexion hier zugrunde liegt, ein anderer als beim Spiegel ist. Doch spielt das keine Rolle, denn die Totalreflexion, vulgo ‚Spiegelung', ist nicht der entscheidende technische Faktor der Abbildungstechnik, denn der optische Schlauch leitet ja ‚nur' das aktuelle Bild der Optik aus dem Körper in eine Kamera im Außenbereich. Doch sind dieses Element und sein von ihm generierte Effekt natürlich ein wichtiger Faktor der gesamten Bildgebung.

In physikalisch gleicher Weise, wie das Bild von der Optik aus dem Inneren des Körpers in die Kamera außerhalb gelangt, kommt Licht zur Beleuchtung des OP-Bereiches von einer Lichtquelle außerhalb des Körpers über einen (anderen) Lichtleiter in das Innere des Körpers. Bei der Beleuchtung wird Kaltlicht verwendet, also Licht, dessen wesentlicher Energieanteil aus sichtbarem Anteil und nur zum geringsten Teil aus Wärmestrahlung besteht, damit es im Körperinneren nicht zu heiß wird und die zu untersuchenden Organe nicht überhitzt werden, denn das Körperinnere kann nicht gekühlt werden.

17.11   Was ist die Endoskopie?

Mit einer Kamera und Lichtleitern, mit der Endoskopie, werden Bilder aus dem Körper nach außen übertragen. Damit erhält der Chirurg während der gesamten OP detaillierte Information über den Zustand des Operationsfeldes und die Wirkung seiner Instrumente – eine unbedingte Voraussetzung für eine sichere und erfolgreiche Operation.

Das Verfahren, die ‚Endoskopie' (‚Endoskopische Verfahren', etwas vereinfachend als ‚Spiegelung' bezeichnet) gehört zu den minimal-invasiven Techniken (siehe 17.9 *Was ist die Minimal-invasive Chirurgie MIC?*). Die Bildgebung durch Endoskope wird mit Trokaren (flexiblen Punktionswerkzeugen) kombiniert. Der Zugang zum Operationsfeld ist damit über minimale Zugangsquerschnitte (Minimale Schnitte in der Körperoberfläche) möglich.

Anm. des Verf. Die Minimal-Technik (das ist die Operationstechnik mit minimalem Zugang, also minimaler Bauchdeckenöffnung) wird in der Literatur generell als ‚Endoskopie' bezeichnet. Wortwörtlich bedeutet er ‚Innere Sicht', also die Sicht auf den OP-Bereich und nicht die operativen Handlungen in diesem. Zumal es in einer Sprache nur wichtig ist zu wissen, was eine Bezeichnung meint, verwenden auch wir den Begriff ‚Endoskopie' im üblichen (falschen) Zusammenhang.

Die ‚Endoskopie' – im obigen Sinne – ist mittlerweile eine etablierte medizinische Technik, mit deren Hilfe Ärzte durch kleine chirurgische Zugänge (kleine Schnitte) Körperhöhlen und Organe untersuchen, dort Erkrankungen erkennen und gegebenenfalls behandeln können, indem sie unter anderem komplexe Operationen durchführen. Bei Operationen tief im Körperinneren wird die ‚Endoskopie' ihre Vorteile wohl besser ausspielen, als bei einer Leistenbruchoperation, die knapp unter der Körperoberfläche stattfindet.

Auch wenn die ‚Endoskopie' mittlerweile zum Ergebnis einer kostspieligen technischen Entwicklung der Operationstechnik mutiert ist, leuchtet es auch dem uneitlen Laien ein, dass in der Leistenbruchoperation mittels klassischer Offener Methode durch den teilweise aufgeschnittenen Bauch hindurch, die Sicht auf das Operationsfeld objektiv besser sein muss, als jede noch so raffinierte Kamerasicht über ein noch so fortschrittliches Endoskop, das vom Nabel aus durch ein heikles Gebiet zu einem vergleichsweise winzigen Operationsfeld navigiert, nur um einen lächerlichen Schnitt in einem plissierten Luxusbauch zu vermeiden.

Spaß beiseite: ob der offensichtlich kleine Vorteil einer oberflächlich intakt gebliebenen Leiste diese Chirurgie-Akrobatik rechtfertigt, muss der Chirurg bewerten, und er wird deshalb auch die ihm am besten konvenierende Methode wählen. Operationen mit Hilfe dieser Technik – ich nenne sie liebevoll ‚Bauch Mikado' – erfordern jedenfalls eine ruhige Hand, ein sicheres Auge und eine Menge Übung, um nicht durch Ausrutscher mit einem der scharfen Geräte Verletzungen unentbehrlicher Bestandteile zu verursachen. Richtig ernst wird die Sache allerdings erst dann, wenn Blutungen an unzugänglichen Stellen unter Umständen nicht mehr zu stillen sind. In solchen Fällen kann der komfortable Zugang über den Bauchschnitt nachträglich entscheidend sein.

17.12 Die Endoskopische Reparation der Leistenhernien?

Auch die Endoskopische Reparation der Leistenhernien zielt selbstverständlich auf die Deckung des Fasziendefektes durch ein (endoskopisch appliziertes) Polypropylen-Netz. Hierin unterscheidet sich das Ziel der Minimal-Technik also nicht von jenem der ‚Offenen Technik'.

Als Netzgröße hat sich für die Reparation eines Herniendefekts ein ca. 12 cm x 15 cm großes Netz bewährt, das lose gelegt oder mit wenigen Klammern, Nähten oder einem Kleber an der ventralen (vorderen) Bauchwand fixiert wird.

Endoskopische Operationen können nur in Vollnarkose durchgeführt werden:

- die Bauchdecke muss durch das Einblasen von CO_2 gedehnt werden, um freie Sicht auf den Operationsbereich zu haben

- eine lokale Narkotisierung aller inneren durch diesen Gasdruck strapazierten Organe wäre nicht hinreichend wirksam: der erhöhte Innendruck verursacht Schmerzen im gesamten Bauchraum, deren Wahrnehmung durch den Patienten über eine Vollnarkose ausgeschaltet werden muss

Bei der Operation kommt also das sogenannte ‚Endoskop' zum Einsatz (siehe 17.10 *Was ist ein Trokar, was ist ein Endoskop?*)

Die Netzplazierung kann mit folgenden Verfahren erfolgen:

- Transabdominales Verfahren (‚Transabdominale Präperitoneale Netz Plastik' - **TAPP**): Bei dieser Methode zur operativen Versorgung eines Leistenbruchs wird in Minimal-invasiver Operationstechnik (MIC; Minimal Invasiver Chirurgie; Knopflochchirurgie) ein Netz vom Bauchraum aus (‚*transabdominal'*) nach Eröffnen des Bauchfells vor dieses (‚*präperitoneal'*) auf der Bruchpforte plaziert. Damit ist TAPP im Gegensatz zu TEP ein Laparaskopie-Verfahren.

- Extraperitoneales Verfahren (‚Total Extraperitoneale Netz Plastik' - **TEP**): das gefaltete Netz wird über einen kleinen Schnitt in der Bauchdecke hinter die Muskulatur im Präperitonealen Raum auf das Peritoneum geschoben. Wenn man die Lücke (also den Fasziendefekt) mit dem Netz hinreichend breit abdeckt, wird das Netz dann durch Bauchinnendruck und Gegendruck der Bauchmuskulatur fixiert, weil die Netzreibung um die Lücke herum größer ist als die seitliche Schubkraft im direkten Bereich der Lücke. Daher sind keine Netzbefestigungen (Clips aus Metall oder Kunststoff) erforderlich. Manche Chirurgen fixieren das Netz allerdings zusätzlich.

  Die streng Extraperitoneale (‚Total Extraperitoneale') Minimal-invasive Vorgehensweise ‚TEP' hat gegenüber der Trans Peritonealen Operation ‚TAPP' den Vorzug, dass der Bauchraum bei TEP nicht eröffnet werden muss, daher kein physischer Kontakt der Operationswerkzeuge mit dem Darm möglich ist und dieser somit grundsätzlich nicht verletzt werden kann. TEP ist kein Laparaskopie-Verfahren.

(vgl. http://www.aerzteblatt.de/archiv/8742/Hernienchirurgie-Leistenhernien-bei-Erwachsenen-und-Kindern)

Bei TAPP hingegen sind infolge der Bauchhöhlenöffnung als typische Komplikationen Darmverletzungen und postoperative Adhäsionen (Verwachsungen, Verklebungen) nicht vollständig ausgeschlossen; auch nicht ein Ileus (Darmverschluss) infolge eines Operationsfehlers, auch wenn solche Komplikationen sehr selten sind.

Interessanterweise wird der Vorteil der sicheren Abdeckung der Inguinalen Bruchpforten immer wieder als Alleinstellungsmerkmal von TEP genannt, was aber nicht korrekt ist, da die Abdeckung der Bruchpforte bei TAPP ebenso sicher erfolgt.

Bei TAPP besteht deutlich längere Erfahrung als bei TEP (ca. 75 % der Fälle wurden bisher mit TAPP behandelt).

Die erforderliche Schmerzmittelgabe in der frühen Erholungsphase (Zeitraum von einigen Tagen nach der OP) ist bei TAPP größer als bei TEP.

- Die ehemals durchgeführte Transperitoneale Applikation des Netzes auf das Peritoneum („Intra Peritoneales Onlay Mesh' – IPOM) war gelegentlich die endoskopische Versorgung von Bauchwandbrüchen mittels innerer Netzeinlage, also Fixierung des Netzes auf der Bauchwand ggf. mit Tackern, Klammern. Sie wird nicht weiter praktiziert, da das Verfahren häufig zur Dislokation (Verschiebung) des Netzes und Schmerzen geführt hat.

17.13 Minimal-invasive Operationstechniken. Vorteilhafter?

Als Vorzüge der Minimal-invasiven Techniken gegenüber den Offenen Techniken werden stets genannt

- geringere postoperative Schmerzen
- die Möglichkeit der Behandlung beider Hernien in einem Operationsgang

- die schnellere Herstellung der Arbeitsfähigkeit

Den genannten Vorteilen der Endoskopischen Techniken TEP und TAPP stehen folgende Nachteile gegenüber:

- das obligate Aufpumpen des Bauchraums mit CO_2 (das Gas selbst ist ungefährlich!),
- daher die obligate Vollnarkose (sonst erhebliche Schmerzen durch den Bauchinnendruck auf die inneren Organe)
- die schlechte Zugänglichkeit des Operationsfeldes bei Verletzungen von Blutgefäßen
- das obligate Kunststoffnetz als verbleibender Fremdkörper: das Einsetzen eines Netzes ist inzwischen allerdings auch bei Offenen Verfahren gebräuchlich
- die vergleichsweise geringere Langzeiterfahrung (Stand 2015)
- die obligate große Operationserfahrung
- der erhebliche technische Aufwand

In den Händen erfahrener Spezialisten liefert die Endoskopische Technik freilich gute Ergebnisse. Gleichwohl haben viele Laparoskopiker und auch Hernienzentren die endoskopische Reparation der Hernien wegen der technischen Schwierigkeiten, des aus ihrer Sicht übertriebenen Aufwands und der höheren Kosten für die Krankenkassen zugunsten Offener Techniken aufgegeben, zumal diese auch in Lokalanästhesie durchgeführt werden können.

Es bleibt also abzuwarten, wie sich die Minimal-invasiven Techniken gegenüber Offenen Verfahren langfristig werden durchsetzen können.

17.14 Wie ist der Ablauf einer Operation in TAPP-Technik?

TAPP ('Trans Abdominale Präperitoneale Plastik' bzw. 'Transabdominale Patch Plastik') ist im Gegensatz zu den Offenen Verfahren nach Shouldice und Lichtenstein eine beliebte Variante der Schlüsselloch-Chirurgie, also ein Minimal-invasiver Eingriff.

Die wesentlichen Schritte:

Bei TAPP nähert sich der Operateur dem Leistenbruch transabdominal, also durch die Bauchdecke hindurch am Darm vorbei durch die Bauchhöhle. Das ist der wesentliche Unterschied zu TEP.

Er zieht den Inhalt des Bruchsacks zurück in die Bauchhöhle. Dann bringt er das Netz ein und tackert oder klebt es zwecks Verstärkung großflächig gegen die Leiste.

Der detaillierte Ablauf von TAPP zeigt, wie viele Schritte selbst bei einer ‚kleinen' Operation erforderlich sind:

- der Patient liegt stabil auf dem OP-Tisch und befindet sich in Narkose; die Haut im Bereich des Operationsfeldes wird desinfiziert; der Bereich um das Operationsfeld wird steril abgedeckt: die OP beginnt mit einem kurzen Hautschnitt oberhalb des Nabels
- nach Einkerben der Bauchwandfaszie wird ein Trokar eingeführt (ein Instrument, mit dessen Hilfe ein Zugang zum Bauchraum geschaffen und dann durch ein Rohr (‚Tubus') offengehalten wird)
- die Bauchhöhle wird über diesen Anschluss mit CO_2 aufgefüllt um freie Sicht auf das Operationsfeld zu erhalten
- die Kamera wird eingeführt, und die erste Inspektion zeigt Lage und Art der Defekte; auch wird klar, ob der Patient schon früher operiert wurde
- unter Sicht werden weitere Trokare eingeführt
- das Bauchfell wird auf der Bruchseite eingeschnitten
- das Spinnennetz-artige Bindegewebe wird gelöst, und das Gewebe aus dem Bruchsack wird frei-operiert, das Bauchfell wird vom Samenstrang gelöst
- das Kunststoffnetz (ca. 15 cm x 10 cm) wird vorbereitet: das Netz wird mit Kochsalzlösung angefeuchtet, um es noch flexibler zu machen
- das Netz wird eingeführt, faltenfrei über die Bruchpforte eingelegt und unter Zuhilfenahme von zwei Klemmen präperitoneal plaziert: es überdeckt und verschließt nun die Bruchpforten hinreichend weit und kann gegen Verrutschen noch zusätzlich mit Fibrin-Kleber fixiert werden
- das Operations-Fenster im Peritoneum wird durch eine fortlaufende Naht mit einem resorbierbaren Faden verschlossen: dazu wird nach

dem ersten Durchstechen des Peritoneums eine Fadenschlinge gelegt; der Verschluss erfolgt seitwärts fortlaufend; der Faden ist resorbierend und bleibt daher nicht im Gewebe zurück; aufgrund seiner Struktur hält der Faden am Ende der Naht im Gewebe und kann ohne Verknotung abgeschnitten werden
- nach abschließender Kontrolle werden die Kamera und alle Trokare entfernt
- die Bauchhöhle wird vom Gas befreit („entlüftet')
- alle Hautinzisionen (Hautschnitte) werden durch Knopfnähte verschlossen und mit Pflastern versehen

Die Operation wird zwar ‚stationär' angelegt, doch haben die Patienten nach dem Eingriff im Regelfall keine Beschwerden und können daher nach 24-stündiger Überwachung entlassen werden.

In der Woche nach der Operation wird sicherheitshalber körperliche Schonung empfohlen, danach sind gemäß Angabe der Spezialisten normale Belastungen und sportliche Betätigungen ohne Probleme oder Gefährdung des Operationserfolges möglich.

(vgl. https://www.youtube.com/watch?v=58FHsHHVL0A)

17.15 Wie erfolgt eine Operation in TEP-Technik?

(vgl. https://de.wikipedia.org/wiki/Total_extraperitoneale_Hernioplastik;
http://www.operation-hernien.de/operationen/leistenbruch-op/;
http://www.herniencentrum.de/services/Leistenbruch-Operationsverfahren;
https://de.wikipedia.org/wiki/Leistenbruch)

Die Abkürzung TEP steht für ‚Total-extraperitoneale Plastik'. Anmerkung: In der Orthopädie wird ‚TEP' bereits seit Jahrzehnten für ‚Total-Endo-Prothese' verwendet, deshalb wird für ‚Total-extraperitoneale Plastik' gelegentlich die Abkürzung ‚TEPP' verwendet. Wir verwenden die übliche Abkürzung ‚TEP':

Die TEP-Operation erfolgt ohne längere Schnitte in der enervierten (Nerven enthaltenden) Bauchmuskulatur und des Bauchfells *extraperitoneal*, d. h. ‚außerhalb der Bauchhöhle', also in der Schicht zwischen Bauchfell und Muskelwand:

dazu wird unterhalb des Nabels über zwei bis drei kleine Schnitte in Minimal-invasiver Operationstechnik (siehe 17.9 *Was ist die Minimal-invasive Chirurgie MIC?*) ein Zugang gelegt. Gegensätzlich zur TAPP-Technik (‚*Trans Abdominal Präperitoneal*') erfolgt der Eintritt der Werkzeuge zum Operationsfeld dann zwischen den Bauchdeckenschichten. Ein operatives Eingehen in die Bauchhöhle (mit Aufschneiden und Wiedervernähen des Bauchfells) ist also nicht erforderlich. TEP ist also keine Bauchhöhlenspiegelung, keine ‚Laparoskopie'. Damit wird das Risiko, innere Organe wie den Darm zu verletzen, minimiert.

Durch diese Zugänge wird auch das gefaltete dünne Kunststoffnetz (Promesh; meist Polypropylen) eingeführt. Es wird zwischen den Bauchdeckenschichten, also hinter die Muskulatur und auf das Bauchfell eingelegt. Lateral fixiert wird es durch den Bauchinnendruck und den Gegendruck der Bauchmuskulatur. Wichtig ist, dass die Lücke weiträumig abgedeckt wird, womit die Reibung größer ist als die Seitenkraft (Verschiebekraft) über der Bruchlücke. Dann sind keine zusätzlichen Befestigungen mit Clips (Metall oder Kunststoff) erforderlich, das Netz kann sich dann kaum mehr verschieben.

Die Bedingungen für eine Realisierung von TEP sind:

- das Verfahren ist technisch sehr anspruchsvoll
- es erfordert komplizierte Geräte
- es erfordert die langjährige Erfahrung spezialisierter Ärzte
- bei schweren Herz- oder Lungenerkrankungen wird von der Methode abgeraten: bei ihr muss, wie auch bei anderen Minimal-invasiven Operationen, das Körperinnere mit CO_2 aufgepumpt oder durch gasgefüllte Ballone erweitert werden; grundsätzlich können die damit hervorgerufenen Schmerzen im Bauchraum nur in Vollnarkose beherrscht werden.

Das Vorgehen bei TEP:

- der Chirurg setzt einen kleinen Hautschnitt unterhalb des Bauchnabels, über den er einen mit CO_2 gefüllten Ballon zwischen Bauchdecke und Bauchfell einschiebt: damit werden beide

voneinander gelöst, und es entsteht ein Spalt; dieser wird erweitert, indem Kohlendioxid (CO_2) in den Ballon eingeblasen wird. Der Chirurg hat damit die erforderliche Distanz zwischen Bauchdecke und Bauchfell und gute Sicht auf den zu operierenden Bereich
- nun werden Öffnungen außen in der Bauchwand gesetzt: es sind drei bis vier kleine Schnitte von etwa 5-10 mm Länge
- Endoskope zur Kontrolle der OP und Trokare zur Schließung und Fixierung der Bruchstelle werden in den Bauchraum eingeführt
- der Bruchsack wird vorsichtig freigelegt; der Bruchinhalt wird in die Bauchhöhle zurückverlagert; über der Bruchpforte, zwischen den Bauchdeckenschichten, also zwischen Muskulatur und Bauchfell, wird ein Kunststoffnetz angebracht: dieses Netz fixiert sich in der Regel von selbst durch den natürlichen Bauchinnendruck und den Gegendruck der Bauchmuskulatur; bei modernen Netzimplantaten, die sehr dünn Titan-beschichtet sind, kommt es zu einer hydrophilen (i. a. ‚wasserlöslichen') Verbindung mit dem Gewebe, so dass in der Regel auf eine zusätzliche, möglicherweise problematische Fixierung mit Klammern oder Nähten verzichtet werden kann
- einige Operateure fixieren das Netz dennoch zusätzlich: sie verwenden resorbierbare Clips (keine Metallclips) bzw. sogenannte ‚Fibrinkleber', um Nervenirritationen oder –schädigungen zu minimieren
- am Ende der OP wird das Gas aus dem Ballon abgelassen und die Ballonhülle abgezogen; das Endoskop und die Trokare werden gezogen; alle Eingangsschnitte werden durch Nähte verschlossen.

Nach seiner Einheilung kann das Netz mit seiner gesamten Fläche den Druck aufnehmen, der sich beispielsweise beim Heben eines Gegenstandes im Bauchraum aufbaut, und es verhindert damit, dass Bereiche des Darms – wie beim unbehandelten Bruch – durch dünnes oder gar defektes Bindegewebe dringen können. Die Zeit des Einheilens ist von der Methode (Offenes oder Minimal-invasives Verfahren) unabhängig. In beiden Fällen ist nach ca. 14 Tagen die alltägliche Beweglichkeit des Körpers wieder hergestellt.

In der frühen Erholungsphase werden die Folgen Minimal-invasiver Eingriffe angeblich eher weniger schmerzhaft empfunden als jene Offener Verfahren, weshalb Minimal-Eingriffe besonders bei beidseitiger Behandlung in einer Operation angebracht (‚indiziert') sind.

Im Regelfall ist der Körper nach einer TEP-Behandlung sofort wieder belastbar, und es kann innerhalb von zwei Wochen nach dem Eingriff auch wieder intensiv Sport betrieben werden. Zumindest wird der Genesungsprozess allgemein so dargestellt.

18 Was ist eine Narkose und wozu braucht man sie?

Der Zahnarzt William Thomas Green Morton (1819 – 1868), Boston, ist der Vorkämpfer der Anästhesie. Bereits 1846 hat er seine Patienten vor dem Eingriff mit Äther in einen künstlichen Tiefschlaf versetzt. Seither werden Narkosemedikamente und Narkosetechniken erfolgreich eingesetzt und fortlaufend optimiert. Die Narkosetechnik ermöglicht eine zeitlich begrenzte, lokale oder ganzheitliche Ausschaltung des Schmerzempfindens unter optimaler Rücksichtnahme auf den Patienten. Die Angst, aus einer Vollnarkose nicht mehr aufzuwachen, ist aktuell unbegründet.

Das Ziel der Allgemeinanästhesie (‚Narkose') ist es, Bewusstsein und Schmerzempfindung des Patienten soweit auszuschalten, dass diagnostische oder therapeutische Eingriffe (‚Operationen') möglich sind und unter Voraussetzungen durchgeführt werden können, die für den Patienten und den Arzt nicht nur erträglich, sondern optimal sind. Bei einer Narkose werden Narkosewirkstoffe (‚Anästhetika') und Wirkstoffe zur Entspannung der Skelettmuskulatur verabreicht. Sie wirken im Zentralen Nervensystem des Patienten.

Mit modernen Narkosegeräten, fortgeschrittenen Methoden der Atemwegssicherung, exakt steuerbaren Narkosemedikamenten, zuverlässigen technischen Überwachungsverfahren und vor allem mit den hervorragenden Kenntnissen spezialisierter Fachärzten, ist die Allgemeinanästhesie mittlerweile zu einem risikoarmen Routineverfahren geworden. Eingebettet in das umfassende Wissen der Anästhesiologie und geführt von Algorithmen und Richtlinien, ermöglicht diese Technik komplexe chirurgische Eingriffe in die Körperintegrität, welche sonst unmöglich wären.

Die Narkose ist wie die Operation ein ärztlicher Eingriff in die Körperintegrität und erfordert eine entsprechende Vorbereitung. Dazu gehören insbesondere die Aufklärung des Patienten und dessen Informierte Einwilligung zu diesem Eingriff.

Eine ‚*Informierte Einwilligung*' ist die Zustimmung des Patienten zu einem Eingriff nach der Aufklärung über dessen Ziel, das Vorgehen und mögliche (nachteilige) Folgen. Dazu erhalten Sie vor der Narkose ein entsprechendes

Formblatt, das Sie lesen und unterschreiben müssen, andernfalls dürfen Narkose und Operation nicht durchgeführt werden.

Moderne Kliniken haben Anästhesieabteilungen, die qualifizierte Vollnarkosen durchführen können, welche für den Patienten ein sicheres, wirksames und schonendes Betäubungsverfahren darstellen.

Möglichkeiten, Risiken und Nutzen verschiedener Narkosearten (Vollnarkose oder Lokalanästhesie) müssen in jedem Fall gegeneinander abgewogen werden. Der Narkosearzt ermittelt daher bereits in der Vorbereitungsphase auf Basis entsprechender Untersuchungen die für Sie spezifisch einsetzbare und vorteilhafte Narkose-Technik.

18.1 Narkosetechniken: Wesentliche Unterschiede?

Man unterscheidet zwischen

- ‚Lokalanästhesie': Narkosetechnik, die ausgewählte Regionen des Körpers schmerzunempfindlich macht (z. B. bei einer Zahnbehandlung nur einen Teil des Unterkiefers oder nur eine kleine Region des Oberkiefers)
- ‚Vollnarkose': Narkosetechnik, die den gesamten Körper schmerzunempfindlich macht.

18.2 Lokalanästhesie: Das beste Mittel zur Narkotisierung?

Die ‚Lokalanästhesie' (lokale Betäubung des Operationsbereiches: Patient bleibt wach) wird im wesentlichen bei Prozeduren (Untersuchungen, Operationen) eingesetzt, für deren Durchführung eine örtliche Ausschaltung der Schmerzempfindung ausreicht. Viele Patienten sehen in ihr die schonende und sichere Alternative zur ‚Allgemeinanästhesie' (Narkose).

Die Akzeptanz der Lokalanästhesie seitens der Patienten ist daher a priori hoch. Folgendes ist allerdings zu beachten:

- ein hoher Prozentsatz der von deutschen Spezialkliniken in Lokalanästhesie operierten Patienten gibt an, sie würden bei einem erneuten Eingriff wiederum diese Form der Analgesie (Schmerzbeherrschung, Schmerzausschaltung) wählen

- in den spezialisierten Hernienzentren des angloamerikanischen Sprachraumes ist die Lokalanästhesie das Standardverfahren
- 1995 wurden im Kammerbezirk Nordrhein von fast 20.000 Leistenhernienoperationen lediglich 3 % in Lokalanästhesie durchgeführt. Anm.: Aktuellere Daten sind dem Autor nicht bekannt. Insofern bestände ein erheblicher Aufholbedarf seitens der Patientenmotivation und der Anpassung der Narkosetechnik.

[Schumpelick V et al: Hernienchirurgie: Leistenhernien bei Erwachsenen und Kindern. Dtsch Arztebl 1997; 94(48): A-3268 / B-2759 / C-2563]

Wie ist es also wirklich mit der Lokalanästhesie:

Grundsätzlich ist jeder erwachsene und kooperative Hernienpatient in Lokalanästhesie operabel. Derart besteht bei der Lokalanästhesie Potential für Problempatienten.

Ein großer Teil der primären Leistenhernien (Hernien, die das erste Mal operiert werden) und über 60 Prozent aller Rezidive (eine defekte Hernie nach ihrer vorhergehenden Operation) können in Lokalanästhesie versorgt werden, mit folgenden Vorteilen:

- Das kardiale (Herz-orientierte) und pulmonale (Lungen-orientierte) Risiko ist bei dieser Art der Narkose kleiner als bei der Vollnarkose.
- Bei örtlicher Betäubung bleibt der Patient wach und kann sich daher mit dem Operateur unterhalten, kann also auf dessen Fragen antworten, beispielsweise zur intraoperativen Lokalisation von Bruchlücken (Positionsbestimmung von Bruchlücken während der Operation) oder zur Testung der Reparation (des Operationsergebnisses), beispielsweise durch Aufforderung zu pressen.
- Die Aufenthaltsdauer des Patienten im Operationsbereich ist meistens kürzer als bei einer Vollnarkose.

- Nur geringe postoperative Nachwirkungen: daher ist eine sofortige Mobilisation des Patienten vom Operationstisch weg möglich, der Patient kann sich unmittelbar nach der OP bewegen.
- Die postoperative Narkose-induzierte Schmerzhaftigkeit ist klein. Unspezifische postoperative Beschwerden wie Kopfschmerzen, Rückenschmerzen oder Harnverhalt treten kaum auf.

Diese Argumente sind scheinbar überzeugend für die Lokalanästhesie. Doch gibt es auch negative Argumente:

- Nicht jede Operation ist in Lokalanästhesie durchführbar, insbesondere gerade auch die Minimal-invasive Hernien-Operation, denn hierzu muss der Bauchraum mit Kohlendioxid (CO_2-Gas) aufgepumpt werden, was Schmerzen im gesamten Bauchraum, insbesondere an den inneren Organen verursacht.

  Wichtige Bemerkung in diesem Zusammenhang: CO_2 ist ein sog. ‚inertes', also ein chemisch träges Gas. Als solches reagiert es nicht mit anderen Stoffen und ist daher auch nicht giftig. In letzter Zeit werden in öffentlichen Diskussionen vielfach missverständliche Behauptungen über Eigenschaften dieses Gases verbreitet.

- Bei der Offenen Operationstechnik, also der Technik mit Bauchschnitt, die von der Allgemeinheit als massiverer Eingriff betrachtet wird, als die Minimal-invasive Operationstechnik, muss keine totale Muskelrelaxation erreicht werden. Aus diesem Grund ist dabei keine Vollnarkose erforderlich, und somit ist erstaunlicherweise gerade die Offene Operationstechnik bei örtlicher Betäubung realisierbar.
- Zu beachten ist, dass auch bei der lokalen Narkose (‚Lokalanästhesie') Narkosemittel eingesetzt werden.
- Treten während einer (Leistenbruch-) Operation unter Lokalanästhesie Schmerzen auf, was immer wieder vorkommt, so muss die Dosis des lokal eingesetzten Narkosemittels erhöht werden.
- Es ist nicht ausgeschlossen, dass während einer Operation von der lokalen Narkose spontan zur Vollnarkose übergegangen werden muss, dann nämlich, wenn die lokale Narkose nicht hinreichend wirkt.

- Die lokale Narkose ist ungeeignet für unkooperative oder ängstliche Patienten, auch für Kinder.

Die Art der Anästhesie hat keinen Einfluss auf spezifische intra- oder postoperative Komplikationen (Blutungen, Entzündungen). Bekannte Allergiereaktionen eines Patienten allerdings müssen bei beiden Verfahren berücksichtigt werden.

Die *Peridural-* und die *Spinalanästhesie* sind weitere Möglichkeiten der örtlichen Schmerzausschaltung im Bereich von Leitungsbahnen oder Nervenenden.

Die Periduralanästhesie ist eine zentrale Leitungsanästhesie, bei der mittels einer Kanüle oder eines Katheters ein Lokalanästhetikum oder ein Opioid-Analgetikum in den Periduralraum (Spaltraum im Bereich der Rückenmarkshäute der Wirbelsäule) eingebracht wird. Mit ihr kann die Narkosewirkung bei einer Operation unterstützt werden.

Sie eignet sich auch zur direkten Patienten-gesteuerten Schmerzunterdrückung im postoperativen Zustand des Patienten (siehe ‚Schmerzpumpe'): dabei kann der Patient in einem festgelegten Bereich per Knopfdruck auf die Unterdrückung seiner Schmerzen einwirken.

(vgl. DocCheck Flexicon
http://flexikon.doccheck.com/de/Periduralan%C3%A4sthesie; abgerufen 05.12.2015)

Die Spinalanästhesie ist eine Rückenmark-nahe Form der Regionalanästhesie, also der lokalen Anästhesie, die auf die unteren Körperregionen wirkt.

Ich hatte bei meiner Magenkrebsoperation eine solche Peridural-Pumpe. Sie funktionierte sehr gut. Das Erstaunliche daran war, dass ich mich dazu erzog, möglichst wenig zu drücken, also den Einsatz des Analgetikums zu minimieren und die Ärzte dazu anregte, die Einrichtung so bald wie möglich zu entfernen, obwohl sie mich keineswegs störte, auch niemals schmerzhaft war, obwohl der Kunststoff-Katheter auf dem Rücken in die Wirbelsäule eingeführt war. An eine Bewegungshemmung kann ich mich nicht erinnern.

Bei diesen beiden Anästhesietechniken werden Lokalanästhetika also lokal gezielt verabreicht. Damit werden die ausgewählten Nerven zeitweilig und umkehrbar gehemmt, womit Empfindungslosigkeit und Schmerzfreiheit erreicht werden, teilweise auch die Hemmung der aktiven Beweglichkeit in Teilen des Körpers. Das Bewusstsein wird bei Anwendung lokal wirkender Methoden nicht beeinträchtigt. Manche Methoden sollen gelegentlich Auffälligkeiten bezüglich der postoperativen Mobilisation und unspezifischer postoperativer Beschwerden gezeigt haben. Man weiß niemals, wie ein Anästhetikum ganz genau wirken wird, doch wird seine Wirkung stets im ungefährlichen Bereich bleiben.

18.3 Wann ist eine Vollnarkose erforderlich?

Einerseits sind viele Patienten durch die Vorstellung beunruhigt, während einer Vollnarkose die Kontrolle über ihren Körper vollständig zu verlieren. Andererseits muss bei Minimal-invasiven Verfahren (bei MIC Minimal Invasive Chirurgie, TEP oder TAPP Verfahren), welche viele Patienten bevorzugen der Bauch des Patienten mit Gas aufgepumpt werden, um dem Chirurgen das Operationsfeld zu eröffnen. Dieses Aufpumpen würde vom Patienten ohne Vollnarkose als unerträglich schmerzhaft empfunden, da der Bauchraum viele Nerven und komplexe Nervengeflechte enthält und man nicht die Schmerzempfindungen all dieser mit einer Lokalanästhesie ausschalten kann.

Die erzielbare Betäubungstiefe einer lokalen Narkose reicht also nicht immer für eine hinreichende Empfindungsausschaltung aus, und es kann daher bei ihrem Einsatz niemals garantiert werden, dass der Patient bei ihrem alleinigen Einsatz den Eingriff nicht als zu belastend empfinden wird.

Kurz gesagt: Die Intubationsnarkose muss also vor gerade bei endoskopischen Techniken eingesetzt werden.

Die Angst vor einer Vollnarkose kann allerdings praktisch vollständig entkräftet werden, da ernste Narkosezwischenfälle dank der modernen Überwachungstechniken kaum noch vorkommen. Schreckliche Narkosen, wie jene der Nachkriegszeit, gehören der Vergangenheit an, und das Risiko an einer Narkose zu sterben liegt unter 0,1 Promille, also unter 1:10.000.

- Ein etwas erhöhtes Narkoserisiko haben nur sehr alte kranke Patienten und sehr kleine Kinder (Frühgeburten).
- Ein erhöhtes Risiko besteht, wie bei allen Notfällen, auch bei der spontanen Narkose zu einer Notoperation, da in solch dringenden Fällen keine Voruntersuchungen des Patienten stattfinden und aufgrund der notwendigen raschen Aktionen seine medizinischen Parameter nicht immer vollständig bestimmt werden können.

Unter entsprechender Überwachung ist eine Vollnarkose bei nahezu jedem Patienten möglich und weitgehend risikolos. Bei sehr kranken Patienten (Herzerkrankungen, Lungenerkrankungen) muss allerdings geklärt werden, ob sie Vollnarkose-fähig sind.

18.4 Wie läuft eine Vollnarkose ab?

(vgl. http://www.operieren.de/content/e3224/e10/e15/e20/e25/;
http://www.operieren.de/content/e3224/e10/e451/e456/e2406/e10/e15/e20/e25);
http://www.aerzteblatt.de/archiv/8742/Hernienchirurgie-Leistenhernien-bei-Erwachsenen-und-Kindern;
http://www.zahnarzt-berdik-duesseldorf.de/leistungen/narkose.html)

Im Gegensatz zu den Lokalanästhesieverfahren, bei denen die Schmerzausschaltung nur über die Blockade von Nervenfasern in einzelnen Regionen des Körpers erfolgt, sind im Vollnarkose-Zustand alle Empfindungen des Patienten ausgeschaltet, und der Patient ist während der gesamten Narkosedauer nicht erweckbar.

Einige Stunden vor der Narkose wird sich der Narkosearzt (Anästhesist) ausführlich mit Ihnen über Ihre Krankengeschichte unterhalten und Sie nach Medikamenten fragen, die Sie einnehmen. Er wird auch nach herausnehmbaren Zahnprothesen fragen: solche müssen vor Beginn der Narkose entfernt werden, andernfalls könnten sie in den Beatmungskanal geraten, der aber für die Intubation über den gesamten Operationszeitraum hindurch unbedingt frei bleiben muss.

Zur Ihrer Sicherheit werden ggf. auch
- ein Elektrokardiogramm (EKG)
- ein Lungenfunktionstest

- Laboruntersuchungen des Blutes

vorgenommen, um sicherzustellen, dass die Narkose keine zu große Belastung für Ihren Körper darstellen wird und vor allem keine unerwarteten Wirkungen der Narkose auftreten werden:

- ab 10 Stunden vor der Anästhesie sollten Sie nichts mehr essen
- ab 4 Stunden vor der Anästhesie dürfen Sie keine Flüssigkeiten mehr trinken, da diese während der Narkose in den Lungenbereich gelangen und zu einer Lungenentzündung führen können
- nur die Vorbereitungstablette (Beruhigungstablette) zur Operation werden Sie mit einer geringen Menge Wasser einnehmen.

Besprechen Sie sich mit Ihrem Anästhesisten, wenn Sie am Morgen vor der Narkose andere Medikamente einnehmen müssen. Am Anästhesietag dürfen Sie nicht mehr rauchen.

Die Narkose wird mit einem starkem Schlafmittel eingeleitet, das in eine Armvene injiziert wird: Sie schlafen – ohne es wahrzunehmen – innerhalb weniger Augenblicke ein. [5.2 *Die Vorbereitung meiner Operation*]. Das Schlafmittel versetzt Sie nicht nur in Tiefschlaf, sondern relaxiert (entspannt) auch Ihre Muskulatur.

Deshalb wird Ihr Atemreflex aussetzen, also werden Sie während der Vollnarkosezeit künstlich beatmet. Für längere Eingriffen wird dazu ein Beatmungsschlauch in Ihre Luftröhre eingeführt (sog. ‚Intubation'). Davon werden Sie nichts merken.

Die zuverlässige und optimale Narkotisierung wird über die kontrollierte kontinuierliche Zufuhr eines Gasgemisches in die Lunge sichergestellt:

Dieses Gemisch besteht aus
- Sauerstoff für die Atmung
- einem Äther-ähnlichen Gas als Schlafmittel
- Lachgas zur Schmerzausschaltung

Der Narkosearzt kontrolliert permanent Ihre Vitalfunktionen (Lebensfunktionen):

- Herzrhythmus
- Blutdruck
- Sauerstoffsättigung des Blutes

Über einen Sensor im Beatmungsschlauch wird die Zusammensetzung der Luft gemessen, die Sie ausatmen. Mit Kenntnis der Zusammensetzung der Gase steuert der Anästhesist die Narkose. Er hält sie stabil, bei Bedarf kann er sie vertiefen und am Ende des Eingriffs beenden: sobald die Operation abgeschlossen ist, stoppt er die Zufuhr des Narkosegases, und noch während Sie schlafen zieht er den Beatmungsschlauch. Auch davon merken Sie also nichts.

Bei kurzen Eingriffen reicht die Beatmung durch eine Beatmungsmaske, die wie eine Tauchermaske eng über Mund und Nase liegt.

Von der Narkose, insbesondere aber vom operativen Eingriff, der Operation, werden Sie nichts verspürt haben.

Wenn alles vorbei ist, werden Sie in einen permanent kontrollierten Aufwachraum verlegt. Dort werden Sie langsam aufwachen. Der Anästhesiearzt wird Ihren Aufwachprozess prüfen, auch wird er Sie mehrfach ansprechen, bis Sie ihm antworten. Über den gesamten Vorgang, angefangen von der Schlaf-Injektion bis zum Aufwachen, werden Sie nichts wissen. Sie werden eine Erinnerungslücke haben und anders als beim normalen Schlaf meinen, es wäre keine Zeit vergangen.

18.5 Wie fühle ich mich nach einer Vollnarkose?

Etwa ca. 10 % der Patienten berichten nach dem Aufwachen über vorübergehende Übelkeit, gelegentlich erbrechen sie auch. Bedingt durch den Beatmungsschlauch klagen ca. 10 % der Patienten über vorübergehende Heiserkeit. In sehr seltenen Fällen kann es nach einer Vollnarkose zu Blutdruck- und Herzrhythmusstörungen, sowie vorübergehend zu Verwirrtheitszuständen kommen. Bei mir war niemals irgendetwas dergleichen der Fall.

Nach einer Vollnarkose und auch nach einer lokalen Narkose bleibt der Patient für einige Zeit unter kontinuierlicher medizinischer Beobachtung.

Die Wirkung einer Vollnarkose lässt schnell und merklich nach, so dass Sie bald wieder ansprechbar sind, was nicht bedeutet, dass Ihre kognitiven Fähigkeiten und Ihr Reaktionsvermögen mithalten. Deshalb dürfen Sie am Tag des Eingriffs nicht selbst Auto fahren, Sie sollten sich auch nicht alleine mit öffentlichen Verkehrsmitteln auf den Weg machen, sondern sich von vertrauten Personen abholen lassen oder ein Taxi für den Transport nach Hause anfordern. Grundsätzlich gilt: Sie dürfen die nächsten 24 Stunden nicht allein zu Hause sein.

Um Ihren Kreislauf möglichst schnell wieder in Schwung zu bringen, sollten Sie schon am Operationstag einige Schritte gehen. Doch können Sie noch mehrere Stunden nach dem Eingriff erschöpft und schläfrig und vor allem nicht verhandlungsfähig sein.

Legen Sie sich also am besten gelegentlich zur Ruhe auf ein Bett.

Eine Faustregel sagt: der Abbau der Narkosewirkung bis zu jenem Zustand, in dem man von ihr absolut nichts mehr verspürt erfolgt nach der Beziehung:

- 1 Monat Abbauzeit pro 1 Stunde Vollnarkosezeit

Dies klingt viel schlimmer, als es ist, zumal auch kaum wahrnehmbare Störungen in diese Betrachtung eingehen, also zum Beispiel geringe Verdauungsstörungen, doch spricht das lange Nachwirken der Vollnarkose für die Lokalanästhesie. Falls sie ausreicht.

Bei meiner Magenkrebsoperation hätte sie nicht gereicht, und die Folgen der langen Narkosedauer von 4 1/2 Stunden baute ich also im darauffolgenden halben Jahr ab.

(vgl. http://www.operieren.de/content/e3224/e10/e451/e456/e487/e10/e15/e20/e25Vollnarkose)

19 Welche Risiken bei einer Leistenbruch-Operation?

Die Leistenbruch-Operation ist ein sehr häufig vorgenommener risikoarmer Routineeingriff. Wie bei jedem operativen Eingriff können allerdings auch hier Komplikationen nicht völlig ausgeschlossen werden. Ihr Arzt wird Sie daher vor der Operation umfassend aufklären.

19.1 Welche Komplikationen können auftreten?
(vgl. http://www.aerzteblatt.de/archiv/8742/Hernienchirurgie-Leistenhernien-bei-Erwachsenen-und-Kindern;
http://www.operieren.de/content/e3224/e10/e451/e456/e487/;
http://www.spiegel.de/spiegel/print/d-63806951.html)

Die anatomische Situation im Bereich der Leisten und den umgrenzenden Gebieten ist kompliziert, entsprechend sind es die Zusammenhänge zwischen den Erscheinungsmustern und ihren Ursachen. Die Leiste ist eine Hochrisiko-Region, und wenn angehende Ärzte die Operationsmethode erlernen, muss ihnen beigebracht werden, wie sie Nerven fachgerecht aufspüren, damit sie beim Schneiden, Nähen und Tackern absolut nichts verletzen.

Für ungeübte Augen sind die wichtigen Nerven kaum zu erkennen, doch spielt jede eine maßgebliche Rolle. Eine Technik, die ohne Netzimplantation auskommt, hat zwar den Vorteil, dass kein körperfremdes Netz das Gewebe irritieren kann, doch besteht beim Zusammennähen der Muskelschicht immer die Gefahr, einen verborgenen Nerv abzuklemmen oder sogar zu verletzen.

Bei der Lichtenstein-Technik beispielsweise werden zwar die untere und mittlere Muskelschicht nicht vernäht, dafür konnten aber vor allem ältere Netzmodelle mit kantiger Randstruktur das umliegende Gewebe irritieren und zu schmerzhaften Verklumpungen führen.

Bei der von Experten zwar nicht empfohlenen, aber gleichwohl beliebten Plug- oder Stöpseltechnik ist die Gefahr von Verklumpungen besonders groß. Zudem kam es angeblich immer wieder vor, dass Plugs gelegentlich unkontrolliert durch den Körper wanderten.

Die Schlüsselloch-Technik, zum Beispiel TAPP, hat zwar den Vorteil, dass die drei großen Nerven außerhalb des OP-Gebiets liegen. Dafür können andere Nerven, die nicht von einer schützenden Hülle umgeben sind, gelegentlich in direkten Kontakt mit dem Netz kommen. Dann drohen krankhafte Veränderungen der Nervenbahnen und anhaltende Schmerzen.

Häufigere Komplikationen nach Leistenbruchoperationen sind

- Wundinfektionen
- vorübergehende Blutergüsse im Operationsgebiet
- Durchblutungsstörungen des Hodens
- chronische Leistenschmerzen
- ein Rezidiv

Die Häufigkeit liegt hier im Promille bis niederen Prozentbereich, ist also niedrig, entsprechend unwahrscheinlich ist es, dass Sie davon betroffen sein werden.

Zu den **seltenen Komplikationen** gehören Verletzungen

- von Nerven
- von Gefäßen
- des Samenleiters
- des Darms

Die **Häufigkeit** der genannten **Komplikationen** hängt wesentlich ab

- vom Ausgangszustand des Bruches
- vom Gesamtzustand des Patienten
- von der Erfahrung und der Fähigkeit des Chirurgen
- vom Operationsverfahren

Das im Körper verbleibende Kunststoffnetz aus Polypropylen macht nur selten Probleme. Polypropylen wird seit mehr als 40 Jahren in der Chirurgie in verschiedenen Materialen verwendet. Es ist in diesem Zusammenhang kein induzierter Krebsfall bekannt, daher ist die Sorge unbegründet, durch den Kunststoff könnten bösartige Erkrankungen ausgelöst werden.

Ein tatsächliches Risiko allerdings ist das Wiederauftreten der Erkrankung (Rezidiv), wie die Operationshäufigkeit von Rezidiven zeigt: bei manchen Patienten tritt trotz einer gelungenen Operation ein erneuter Bruch auf, sodass wieder eine Operation notwendig ist. Das Risiko für ein Rezidiv ist allerdings gering und liegt je nach Methode zwischen 0,5 und 2,6 %.

19.2 Vergleich zwischen TAPP und TEP Technik

In einer aktuellen Studie mit über 4500 Patienten wurden die Minimal-invasiven Techniken TAPP und TEP verglichen. Ein Manko der Studie sind allerdings die fehlenden Langzeitdaten, sowohl zu Rezidiven als auch zu postoperativen Beschwerden und zur Patientenzufriedenheit. Auch wurde der Schweregrad der Komplikationen nicht erfasst. Dennoch gibt die Studie einen interessanten Überblick. Voraussichtlich in naher Zukunft wird die Erfahrungsbasis deutlich breiter werden.

[Zum Risiko chronischer postoperativer Beschwerden bei Verwendung von Netzen. Ann Surg. 2002 Mar; 235(3): 322-32]

[Cochrane-Analyse, 2005 Ärzte Zeitung 23.10.2012 "TAPP besser als TEP"]
[World J Surg 2012, online 7 September]

Beide Techniken erfordern viel Übung, wobei TAPP eine bessere Identifikation anatomischer Strukturen ermöglicht: erst nach 200 bis 300 Operationen erzielt ein Operateur bei der Anwendung Minimal-invasiver OP-Techniken ein im Hinblick auf Komplikationen und Rezidive akzeptables Ergebnis.

OP-Technik:

- TAPP: hier wird das Netz nach Eröffnen des Bauchfells vor dieses, also präperitoneal auf der Bruchpforte plaziert. (siehe Kap. 17.14 *Wie ist der Ablauf einer Operation in TAPP-Technik?*)
- TEP: die Bauchhöhle bleibt geschlossen. Das Netz wird zwischen den Bauchdeckenschichten hinter der Muskulatur auf das Bauchfell gelegt. Fixiert wird es durch den Bauchinnendruck und den Gegendruck der Bauchmuskulatur. (siehe Kap. 17.15 *Wie erfolgt eine Operation in TEP-Technik?*)

OP-Risiko:
- Bei der Durchquerung des Bauchraums besteht in TAPP grundsätzlich die Gefahr der Verletzung innerer Organe, bei TEP hingegen nicht. In diesem Punkt sollte man TAPP also riskanter einstufen als TEP.
- Bei den (überwiegend männlichen) Patienten, die nach TEP operiert wurden, traten allerdings sowohl während des Eingriffs (intraoperativ) als auch postoperativ (nach der Operation) mehr Komplikationen als bei TAPP auf.

Problemstatistik:
- intraoperative Probleme:
    - bei TAPP   0,9 %
    - bei TEP   1,9 %

- postoperative Probleme:
    - bei TAPP   0,8 %
    - bei TEP   2,3 %

Wechsel der Technik während der OP:
Die Häufigkeit, mit der während einer Operation von der Minimal-invasiven Technik (TAPP oder TEP) auf ein offenes Verfahren (Bauchschnitt) übergegangen werden musste (sog. ‚Konversion'), betrug
- bei TAPP   0,2 %.
- bei TEP   1,0 %

Die durchschnittliche **Operationszeit** betrug
- bei TAPP   59 min
- bei TEP   67 min

Durchschnittliche **Aufenthaltsdauer** der Patienten im Krankenhaus:
- bei TEP um einen Tag kürzer als bei TAPP

19.3   Wie wahrscheinlich sind welche Komplikationen?

Der Leistenbereich ist dicht und komplex, daher ist es vorstellbar, dass bei einer Operation in diesem Verhau daneben geschnitten wird. Da aber Chirurgen ihr Handwerk verstehen, sind Verletzungen des Samenleiters, der Blutgefäße des Hodens, des Darms oder von Nervensträngen, die in diesem

Bereich beheimatet sind, sehr seltene Kunstfehler. Bei keiner der angewandten Methoden, auch nicht bei ihrer Anwendung in schwierigen Rezidivsituationen, also bei der Wieder-Reparation voroperierter Hernien, liegen sie über zwei Prozent. Erfahrene Operateure erreichen noch deutlich bessere Werte.

Wenn Sie diese Häufigkeiten mit jenen des gewöhnlichen Alltags vergleichen, also mit den Gefahren und Unfällen im Haushalt und erst recht mit jenen des Straßenverkehrs – wenn Sie beispielsweise an Brand- und Schnittverletzungen in der Küchenarbeit denken, an Verletzungen beim Fußball oder beim Schifahren – dann ist die Anzahl von Pannen bei Operationen vergleichsweise sehr gering.

Und doch wird das Risiko einer Operation von Patienten – vor allem von jenen, die vor einer Operation stehen –, aus psychologischen Gründen deutlich höher eingeschätzt, als jenes, das sie in gewöhnlichen und scheinbar ungefährlichen Alltagsaktionen eingehen, obwohl diese nicht selten wesentlich gefährlicher sind, als solche, die im Rahmen einer kontrollierten Operation ablaufen. Das liegt nicht zuletzt am magischen Erscheinungsbild des Operationsumfeldes mit seinen bedrohlichen Apparaten, den stumm vermummten Gestalten, am intensiven fremden Geruch, den kryptisch kurzen Befehlen und an den leisen und dennoch durchdringend klingenden Geräuschen.

Patienten, die schon häufiger operiert wurden, sehen die Situation des OP-Umfeldes meistens gelassener, als solche, die ganz selten eine Klinik betreten oder sogar noch niemals hier waren.

Ihnen können wir versichern, dass der problemlose Fall der Normalfall ist, und dass sie sich deshalb keine Sorgen zu machen brauchen.

Nachfolgend eine zusammenfassende Darstellung und, soweit recherchierbar, die quantitative Bewertung der Risiken bei der Leistenbruchoperation:

- Jedes Operationsverfahren hat Stärken und Schwächen, daher kann grundsätzlich keine Technik als eine in allen Belangen bessere bewertet werden. Letztlich fällt die Entscheidung für eine Maßnahme und gleichermaßen gegen alle anderen durch Ihren Begleitarzt und

Sie selbst. Letztlich übernehmen Sie selbst die Verantwortung für sich und haben deshalb bis zur endgültigen Entscheidung alles in der Hand.

- Unsichere Patienten sollten sich genau beraten lassen: welche Klinik oder Praxis soll es sein, welches Operationsverfahren, welches Narkoseverfahren und welches Material (Kunststoff, titanisierte oder sauerstoffbeschichtete Netze).
- Die Leiste liegt im Bereich einer sensiblen und komplexen Körperregion. Somit sind chirurgische Eingriffe mit spezifischem Risiko verbunden, was keinesfalls bedeutet, dass Eingriffe in diesem Bereich mit bleibenden Schäden verbunden sind.
- Komplikationen nach Hernienreparationen sind sogar relativ selten. Durch die große Zahl der Eingriffe – mittlerweile sind es deutlich über 200.000 pro Jahr in Deutschland; Stand Ende 2015 – kommt ihnen unter wirtschaftlichen Gesichtspunkten (Kosten der Operationen, Ausfallzeiten der Patienten) wesentliche Bedeutung zu.
- Die Sterblichkeit liegt in der Elektivsituation, das sind Operationen ohne Zwang und bei freier Terminwahl, unter 0,01 %.
- Unter Notfallbedingungen, also bei Operationen unter Zeitdruck und in möglicherweise minder qualifizierten Kliniken, ist sie allerdings bereits im Prozentbereich, also beim Hundertfachen des Risikos geplanter Operationen.
- Thromboembolische Komplikationen, also Komplikationen mit Blutgerinnseln, werden bei geplanten Operationen nur in 0,4 % der Fälle beobachtet. Unter Lokalanästhesie und bei Frühmobilisation treten sie in weniger als 0,1 % der Fälle auf.
- Die Infektionsrate steht in klarem Zusammenhang mit der Größe des Bruchsacks und der Zahl der bereits durchgeführten Rezidiveingriffe: sie liegt zwischen 0,5 % und 1,5 %. Wenn alte, bereits operierte Brüche wieder operiert werden, ist das Risiko dieser Operationen natürlich größer.
- Verschiedene Studien weisen auf ‚relativ hohe Zahlen (ca. 20 %) postoperativer Beschwerden von Nervenirritationen, Missempfindungen, Schmerzen und Bewegungseinschränkungen' hin.

[Schenten F: Risikofaktoren für die Entstehung von Leistenhernienrezidiven – Eine retrospektive 10-Jahres-Analyse. (PDF; 1,6 MB) Dissertation, RWTH Aachen, 2008]

Die Belastbarkeit solcher Zahlen ist nicht bekannt.

- Es wird auch über andauernde Beschwerden beim Geschlechtsverkehr und sogar Unfruchtbarkeit berichtet.

[Hackenbroch V: Messer ins Gemächt. Der Spiegel. Nr. 5, 2009, S. 104-106 (als PDF, online)]

- Es gibt ebenso diffuse gegenteilige Behauptungen, dass nämlich Operationen mit Netzeinbau bestehende Störungen der Sexualfunktionen vermindert hätten.

Manche Themen ziehen die Yellow Press geradezu magisch an, wobei Behauptungen dort nur in seltenen Fällen sachlich belastbar bewiesen werden. Insbesondere ein sexuell interessantes Gebiet gibt fast immer etwas Sensationelles her, so auch dieses. Aber erwarten Sie diesbezüglich keine Sensationen, weder positiver noch negativer Art, denn es gibt keine.

[Zieren J et al: Sexual function before and after mesh repair of inguinal hernia. Int J Urol. 2005 Jan; 12(1): 35-8

In der Spätphase nach Leistenbruch-Operationen wurden gelegentlich Schmerzzustände beobachtet, möglicherweise hervorgerufen durch Metallclips, mit denen die Netze gegen Verrutschen fixiert wurden.

- ‚Spezifische Komplikationen der Leistenhernienreparation' werden den *Inguinalen Nerven mit somatosensiblen Fasern* (für die allgemeine Körperwahrnehmung), den *Nerven mit somatomotorischen Fasern* (für die Bewegungen der willkürlichen Muskulatur) und dem *Samenstrang* zugeordnet, ohne allerdings die genaueren Umstände und Zusammenhänge zu beschreiben. Nicht selten sind es nur Vermutungen.

- Postoperative Schmerzsyndrome werden in 1 bis 4 % der Fälle beobachtet. Hierbei sind je zur Hälfte der Fälle der *Ramus genitalis* des *Nervus genitofemoralis* bzw. der *Nervus ilioinguinalis* involviert. Das *Ramus-genitalis-Syndrom* ist gekennzeichnet durch Schmerzen und *Parästhesien* (damit zusammenhängende Erscheinungen ohne eindeutige Zuordnung) in der Leistenregion mit Ausstrahlung in das Skrotum.

Als Ursache für solche Erscheinungen wird eine Hodenschwellen und -entzündung durch einen venösen Blutstau favorisiert (eine sog. ‚*Venöse Genese der Ischämischen Orchitis*'). Auslöser für diese Verstopfung kann ein Blutgerinnsel (eine sog. ‚*Thrombosierung*') in einem von den Venen des Hodens und Nebenhodens gebildeten Venengeflecht (genauer des ‚*Plexus pampiniformis*') sein, hervorgerufen durch eine operative Schädigung (ein sog. ‚*Operatives Trauma*'). Die Bedeutung eines operativ induzierten ‚Schnüreffektes' am inneren Leistenring wird zwar kontrovers diskutiert, steht aber wohl in diesem Zusammenhang.

Einige Chirurgen empfehlen bei einer postoperativ entdeckten Hodenschwellung eine sofortige Revision mit Erweiterung des inneren Leistenrings zur Verbesserung der venösen Abflussverhältnisse. Experimentelle Untersuchungen haben allerdings gezeigt, dass histopathologische Veränderungen (also krankhafte Gewebeveränderungen) am Hoden bereits vier Stunden nach Behinderung der Abflussverhältnisse kaum mehr reversibel sind! Da die klinischen Zeichen der Ischämischen Orchitis typischerweise erst zwischen dem zweiten und vierten postoperativen Tag auftreten, wird eine operative Revision ab diesem Zeitpunkt erfolglos sein und wird daher nicht mehr indiziert (nicht mehr empfohlen), also auch nicht mehr durchgeführt.

Wenn es schief gelaufen ist, ist nichts mehr zu machen.

Das Risiko einer Ischämischen Orchitis muss durch sorgfältige Präparation, Schonung der Gefäße und Verzicht auf ausgedehnte Skelettierungen signifikant gesenkt werden. Berichte über den Erfolg solcher Maßnahmen sind allerdings selten.

Der intraoperativen Prävention und der Aufklärung des Hernienpatienten kommt daher besondere Bedeutung zu: Wenn Sie Schmerzen haben oder besondere Auffälligkeiten beobachten, nehmen Sie sofort mit der Klinik Kontakt auf und melden Sie Ihre Auffälligkeiten.

Die symptomatische Behandlung der Orchitis besteht in antiphlogistischen, antipyretischen und antiödematösen Maßnahmen.

- Das *Ilioinguinalis Syndrom* zeigt typischerweise Schmerzen und Parästhesien mit Ausstrahlung in die Flanke. Da sich die Versorgungsgebiete der Nervenäste überschneiden, ist – so überhaupt – eine sichere Differenzierung nur durch einen erstklassigen Arzt möglich. Bei einem bestehenden Schmerzsyndrom kann – nach Ausschluss des Hernienrezidivs – die Diagnose durch gezielte Nervenblockaden gesichert werden. Im positiven Fall, also wenn man die Ursache gefunden hat, kann den betroffenen Patienten eine Neurotomie (operative Nervdurchtrennung) des Nervus ilioinguinalis über einen Leistenschnitt oder die retroperitoneale Resektion (Entfernung) des Ramus genitalis über einen Flankenschnitt angeboten werden. Der retroperitoneale Raum ist ein fettreicher Bindegewebsraum zwischen der hinteren Bauchwand und dem Peritoneum parietale.

- Bei Rezidivhernienoperationen wurden als Komplikation der Minimal-invasiven Leistenhernienchirurgie Verletzungen des Samenstrangs mit Schädigung der Hodengefäße beobachtet. Das Risiko einer solchen Atrophie liegt für Rezidivhernien bei 1 bis 5 %. 0,5 % sind es für primäre Hernien. Das kann – wie oben geschildert – zur *Ischämischen Orchitis* führen und mit einer Häufigkeit von etwa 40 % dieser Fälle zu einer Hodenatrophie (Gewebeschwund in den Hoden). Ansonsten kann mit einer vollständigen Restitution (Wiederherstellung) gerechnet werden.

- Über positive oder negative Potenz- und Libidoeinflüsse der Operation sind keine belastbaren Ergebnisse bekannt.

Immerhin werden manche Patienten nach einer Leistenbruchoperation über chronische Schmerzen klagen.

Nach verschiedenen öffentlich zugänglichen Statistiken können angeblich drei bis sechs Prozent der Schmerzpatienten nicht mehr arbeiten und auch keinen Sport mehr treiben, da sie nur noch mit ihren Schmerzen beschäftigt wären. Ob solche Angaben in guten Kliniken mit erfahrenen Chirurgen dokumentiert wurden, ist nicht bekannt.

30 % der Patienten hätten gelegentlich Schmerzen oder ein Fremdkörpergefühl in der Leiste. Sie könnten zwar wie gewohnt dem Alltagsgeschäft nachgehen und arbeiten, viele von ihnen fühlten sich jedoch gehandicapt, trauten sich nicht mehr, Tennis, Golf oder Fußball zu spielen und hätten ständig Angst, die Narbe könnte wieder aufreißen. Zum Glück sind solche Zustände nur temporär.

Erfahrene Operateure sind eine gute und beruhigende Voraussetzung für die Vermeidung schlechter Operationsergebnisse: wenn der Operator die Nerven vor Ort aufsucht und fachmännisch schonend behandelt, und wenn er das Implantat und die Nähte fachkundig plaziert, sind chronische postoperative Leistenschmerzen nicht zu erwarten, auch wenn sie nicht völlig ausgeschlossen werden können.

Der Ausbildungsbedarf für jene jungen und unerfahrenen Ärzte, die sich unmittelbar nach Ablegen der Facharztprüfungen in einer Praxis niederlassen wollen, ist groß. Ärzte ohne hinreichende Qualifikation verfälschen die gute Gesamt-Statistik in diesem Bereich.

Ich rate Ihnen daher: Suchen Sie eine solide Klinik auf und dort einen kompetenten und erfahrenen Operateur. Dann ist die Wahrscheinlichkeit für Komplikationen deutlich kleiner.

20 Wie kann ich mich auf meine Operation vorbereiten?

Wenn Sie an einem Leistenbruch leiden (siehe Kapitel 4 Wie kann ich feststellen was los ist?), werden Sie vom Hausarzt oder vom Facharzt in eine Klinik oder eine einschlägige Praxis überwiesen.

Zaudern Sie nicht mehr, bedenken Sie: eine gute und ausführliche voroperative Beratung ist vorteilhaft für Sie, sie ist aber nur dann möglich, wenn noch kein Notfall besteht.

Das Folgende sollten Sie den Facharzt fragen (siehe auch Kapitel 4.3 Wo sind Facharzt und Klinik für meine Operation?):

- Was ist der Befund über meinen Zustand? Ist es ein Leistenbruch?
- Was ist die Indikation? Was soll unternommen werden? Ist eine Leistenbruch-Operation erforderlich?
- Was ist der beste Zeitpunkt für eine Operation, falls operiert werden muss oder soll?
- Wer kann operieren, wer hat viel Erfahrung, wann wäre der Termin?
- Wann und wo wird operiert: Termin; Ort, Klinik, Zimmer, Personal?
- Welches Operationsverfahren soll eingesetzt werden: Offenes Verfahren, Minimal-invasives Verfahren?
- Welches Netzmaterial soll verwendet werden: ohne Netz, unbeschichtetes Kunststoffnetz, titanisiertes oder anders beschichtetes Netz?
- Welche Art von Narkose wird voraussichtlich eingesetzt?
- Wie ist der Ablauf vor und nach dem Eingriff?
- Wie erfolgt die Nachsorge: in der Klinik oder zu Hause?
- Wer steht für eine weitere Beratung zur Verfügung?
- Was werden die Kosten sein?
- Zahlen die Krankenkasse bzw. die Versicherung?
- Wie erfolgt die Abrechnung?

Wenn Sie auf alle Fragen eine befriedigende Antwort erhalten haben, können Sie sich getrost in die Fürsorge der Klinik begeben. Die Spezialisten wissen genau, was jetzt zu tun ist.

21 Was muss ich nach der Operation beachten?

Kurz nach dem Eingriff können Sie wieder aufstehen und gehen. Für die Tage nach der Operation gilt der Leitsatz „Alles was nicht wehtut ist erlaubt." Körperliche Aktivität ist keineswegs schädlich, gleichgültig, mit welcher Methode operiert wurde.

Die Zeit der Arbeitsunfähigkeit hängt von der ausgeübten Tätigkeit ab. Nach drei Wochen ist alles erlaubt, einschließlich Kraftsport und Kontaktsport (Handball, Fußball etc.). Sonst bin ich recht forsch, war hier aber eher vorsichtig.

Sie sollten sich vom Fachpersonal der Klinik beraten lassen. Es gibt bewährte Checklisten.

21.1 Was tue ich bei Schmerzen, Schwellungen etc.?

Nach der Operation sind Schmerzen im Narbenbereich infolge operativer Verletzung kleiner Hautnerven nicht ungewöhnlich.

Auch können Schwellungen und Blutergüsse in der operierten Körperregion auftreten, ggf. bis in die Schamregion. Dabei können sich beim Mann auch Hoden und Penis verfärben. Solche Erscheinungen sind meistens ungefährlich und verschwinden in der Regel innerhalb von 1 - 2 Wochen.

Wird bei der OP Fremdmaterial (Kunststoffnetze) eingebracht, so können Schwellungen durchaus erst nach 1 - 2 Wochen auftreten. Dies hängt mit der Flüssigkeitseinlagerung in der OP-Region zusammen, es ist eine Fremdkörperreaktion und meist unbedenklich.

Schwellungen oder Verhärtungen im Operationsgebiet können bis zu 6 - 8 Wochen andauern. Sie sind in der Regel schmerzfrei und bauen sich langsam von selbst ab. In der ersten Woche können Sie die operierte Körperregion täglich einige Male einige Minuten hindurch mit einem Coolpack kühlen.

In seltenen Fällen wird die Ableitung von Wundsekret durch eine Drainage erfolgen, die in der Regel einige Tage verbleibt.

Bei starken Rötungen oder Schwellungen im Operationsbereich und vor allem bei Fieber sollten Sie umgehend einen Arzt aufsuchen!

21.2 Was tue ich bei Schmerzen?

Bei schnellen Körperbewegungen, auch beim Husten oder Pressen können in der Leistenregion Schmerzen auftreten. Leichte bis mittelheftige Schmerzen sind unbedenklich. Ein leichtes Schmerzmittel kann etwas Erleichterung schaffen.

Bei starken Schmerzen sollten Sie unverzüglich mit dem Arzt Kontakt aufnehmen. Chronischen Schmerzen kann operativ vorgebeugt werden.

21.3 Wann darf ich wieder unter die Dusche?

2 Tage nach der OP können Sie ohne Badezusätze wieder duschen. Das Schutzpflaster muss nach dem Duschen erneuert werden. Vollbäder sollten erst nach Anraten des Arztes genommen werden.

21.4 Darf ich essen und trinken?

Unmittelbar nach der OP sollten Sie viel trinken (Wasser oder Tee). Sie können auch leichte Kost essen.

21.5 Darf ich eigentlich rauchen?

Sowieso schadet Rauchen Ihrer Gesundheit. Grundsätzlich sollten Sie also gerade vor und nach der Operation nicht rauchen, da sich das Rauchen negativ auf die Wundheilung auswirkt und Wundheilungsstörungen eher auftreten, als wenn Sie es bleiben lassen. Hustenreize durch das Rauchen und das Husten werden unmittelbar nach der Operation schmerzhaft sein.

21.6 Wann sollte ich mich kontrollieren lassen?

Ratsam ist folgender Ablauf:

- Bei stationären Patienten finden eine Kontrolle bzw. der erste Verbandwechsel in der Regel im Krankenhaus statt.
- Nach ambulanter Operation ist ein oder zwei Tage nach der OP eine Kontrolle anzuraten. Dabei erfolgt auch ein erster Verband- bzw. Pflasterwechsel.
- Die oberflächlichen Nähte werden nach ca. 8 Tagen entfernt. Die Wunde ist dann im Regelfall symptomfrei und nicht entzündet.
- Weitere Untersuchungen sind nur bei Auffälligkeiten erforderlich.
- Im Zweifelsfall sollten Sie einen Arzt aufsuchen.

21.7 Wann ist körperliche Belastung ratsam?

Ein Ratschlag für das Verhalten des Patienten nach einer Leistenbruchoperation lautete früher:

Bei einer konventionellen OP entsteht Narbengewebe („Heilen heißt Vernarben", sagt ein namhafter Chirurg), und das muss erst belastbar werden. Daher sollte bei einer OP ohne Netzverstärkung Schonung zwischen ca. 3 Monaten bis zu 2 Jahren(!) nach der OP eingeplant werden.

Nach einer Netzimplantation ist Schonung nur über 2 bis 3 Wochen hindurch erforderlich. Das klingt etwas streng für die Lösung ohne Netz, aber die beiden Methoden unterscheiden sich eben sehr stark.

Sie selbst sollten auf Ihren Körper hören. Jetzt haben Sie eine gute Gelegenheit Ihr Körpergewicht etwas zu korrigieren und sollten besser auf Ihre Ernährung achten, vielleicht auch etwas weniger Fleisch essen, weniger und langsamer essen, auch mehr Ballaststoffe und vitaminreiche Kost.

Sie erleben, dass die Leiste, dieses kleine Bindegewebsding, durch Endäste des *Nervus cutaneus femoris lateralis* und des *Nervus genitofemoralis*, die Oberschenkelnerven, sensibel versorgt wird, und diese Nerven können sich bemerkbar machen. So kann es hin und wieder zwicken, und unmittelbar nach der Operation kann das auch recht unangenehm sein. Empfindliche Patienten werden nach schmerzstillenden Medikamenten fragen. Ich versuchte

Schmerzmedikamente möglichst zu vermeiden, schon meinem Magen zuliebe, der vor einem Jahrzehnt über die Maßen gelitten und mich mit seinem Karzinom fast in die Grube gezwungen hatte.

Man sollte einem leichten Schmerz nicht völlig nachgeben und die unangenehme Zeit, vielleicht bis 2 oder 3 Wochen nach der Operation, nur mit Tabletten im Bett oder auf der Couch zubringen. Denn Bewegung ist vorteilhaft, weil sie den Kreislauf in Schwung hält, und zahlreiche Studien belegen, dass eine frühe postoperative Mobilisierung (Bewegung des ganzen Körpers nach der Operation) viele Vorteile hat und deshalb nicht dem Bett weichen sollte.

Seien Sie kein Weichei, und gehen Sie sobald wie möglich, das bedeutet einige Stunden nach der Operation im Zimmer auf und ab und führen Sie krankengymnastische Bewegungen aus, auch wenn es etwas schmerzt. Es wird Ihnen dabei nichts passieren.

Die Dauer des stationären Aufenthaltes in der Klinik richtet sich an verschiedenen Gegebenheiten aus. Aus der Erfahrung namhafter Operateure ist bei den meisten Patienten ein kurzstationärer Aufenthalt der rein ambulanten Vorgehensweise vorzuziehen. Bezüglich der erlaubten Belastbarkeit wird jeder Patient mit einem Merkblatt informiert. Siehe dazu die Textkasten in manchen Kliniken, ansonsten fragen Sie die Stationsschwestern.

Nach umfangreicher praktischer Erfahrung ist eine postoperative Arbeitsruhe von ca. 14 Tagen in der Regel völlig ausreichend, denn es gibt keinen Hinweis, dass eine längere Schonungsphase die Rezidivgefahr verringert.

Beim Heben und Tragen von Lasten bestehen – aufgrund unterschiedlicher Bruchgrössen und Bruchlagen, wie auch der verschiedenen OP-Techniken und der muskulären Kondition des Patienten – individuelle Begrenzungen, über die Sie sich nach Ihrer Operation informieren sollten.

Beachten Sie dazu folgende einfache Regeln:

- nach 1 - 2 Tagen können Sie alltägliche Verrichtungen erledigen
- nach den ersten 1 - 2 Wochen leichte Belastungen, Heben und Tragen bis max. 10 - 15 kg, Radfahren, Laufen, Schwimmen
- nach 2 - 3 Wochen Fitness mit leichter Gewichtsbelastung
- ab ca. 3 Wochen sollten Sie die Belastung langsam steigern, nach 2 Monaten besteht keine Einschränkung mehr (siehe aber Kap. 21.8 Wie ist das mit der Verletzungsgefahr beim Sport?)

21.8 Wie ist das mit der Verletzungsgefahr beim Sport?

Generell sagt man, dass die definitive hohe mechanische Festigkeit der Faszienreparation erst nach etwa einem Viertel Jahr gegeben ist.

Der Patient regelt durch seine eigene aktuelle Schmerzempfindung instinktiv die von ihm angeforderte Belastung seines Körpers: kurz gesagt, wenn es plötzlich weh tut, lässt er automatisch mit dem Krafteinsatz nach. Über diese kurze Belastungszeit hindurch garantieren die nichtresorbierbaren (sich nicht auflösenden) Kunststoffnähte die Festigkeit des reparierten Systems.

Diese unwillkürliche Schutzreaktion greift leider manchmal zu spät, insbesondere bei dynamischen Sportarten, bei denen mit unerwartet spontanen und hohen Krafteinträgen im Körper gerechnet werden muss. Solche Disziplinen sollten daher eine Zeit lang konzentriert ausgeübt werden. Schon bei Stürzen von einem Fahrrad können sehr hohe Kräfte an Stellen auftreten, die im ‚Normalbetrieb' nur gering belastet werden.

Leicht erkennbar ist das anhand bekannter Verletzungen. Spontane Belastungen treten beim normalen Radfahren selten auf, Stürze hingegen können zu schwersten Verletzungen führen oder sogar tödlich enden. Da der Körper reflektorisch versucht, einen Sturz zu vermeiden – und vielfach funktioniert dies ja auch –, können im Beckenbereich hohe Kräfte auftreten. Eine Überbeanspruchung der reparierten Leisten ist dabei nicht völlig ausgeschlossen.

Ähnliches gilt für das Schifahren. Auch hier treten bei Stürzen große spontane Kräfte an Stellen auf, an die man nicht denkt. Ob das dann die Leisten sind, kann man nicht voraussagen.

Überlegen Sie also welche Risiken Sie mit Ihren Sportarten eingehen wollen. Sie selbst können am besten beurteilen, in welche Zustände Sie eventuell geraten können.

22 Kann das Ding wieder auftreten?

Das Wieder-Auftreten des ursprünglichen unbefriedigenden Zustandes nach einer Operation, also hier der neuerliche Leistenbruch, nennt man ‚Rezidiv'. Damit das nicht passiert, muss sich nach der Operation ein dauerhafter Verschluss der Bruchlücke in der Leiste ausbilden. Heilen heißt vernarben.

Eine Heilung setzt also voraus, dass der Patient eine stabile Narbe im Operationsgebiet ausbildet. Ist sein Bindegewebe dazu nicht in der Lage, so kann ein neuer Bruch auftreten. Rezidive gibt es häufiger nach Operationen ohne Netzeinsatz, aber auch nach solchen mit Netzeinsatz, und das kann nach einem, nach fünf oder zehn Jahren passieren.

Warum Rezidive überhaupt auftreten, ist nicht geklärt. Früher dachte man, dass dies nach schlechten Operationen geschieht. Nach einer neueren Theorie gibt es allerdings überraschend viele Menschen mit einer Störung des Bindegewebsstoffwechsels, der solche Vorkommnisse, also neuerliche Brüche begünstigt.

Dennoch ist die Frage zu stellen, welchen Einfluss die Operationstechnik auf das Ergebnis einer Operation hat.

22.1 Operations-Techniken und wie viele Rezidive?

Die Erfolgsrate von Leistenbruchoperationen kann nur unsicher bestimmt werden, da nicht alle Patientenhistorien verfolgt werden können. Einfach gesagt: man verliert die Patienten aus dem Auge. Viele rühren sich nicht mehr, manche antworten nicht mehr auf Fragen bzw. werden nicht mehr befragt.

Zum Beispiel wird berichtet, dass der sogenannte ‚Goldstandard der Leistenhernienchirurgie', also die vorteilhafteste Operationstechnik, sich in den letzten 15 Jahren vom Nahtverschluss nach Shouldice zum netzbasierten Operationsverfahren nach Lichtenstein verlagert hätte, da nach letzterem Verfahren offenbar deutlich weniger Rezidive auftreten. Doch ist der Vergleich nicht korrekt, indem eine Operationstechnik ohne Netzverstärkung (Shouldice ohne Netz) mit einer Operationstechnik mit Netzverstärkung (Lichtenstein mit Netz) verglichen wird.

Entsprechend sind die nachfolgenden Zahlen zu werten:

Während 5-Jahres Rezidivraten nach Shouldice-Operationen in manchen Veröffentlichungen als zwischen 5 % und 15 % angegeben werden, nennen andere Einrichtungen Raten zwischen 1,0 und 2,3 %. Das ist nicht plausibel.

5-Jahresrezidivraten nach Lichtensteinoperationen werden mit 0,1 % bis 1,6 % deutlich kleiner als bei Shouldice dargestellt und als gleichermaßen reproduzierbar angegeben.

Nochmals zur Erinnerung: verglichen werden Shouldice ohne Netz und Lichtenstein mit Netz.

Wichtig: Aus diesen Zahlen kann folgendes entnommen werden:

- die Rezidivraten nach Operationen mit dem Shouldice-Verfahren, welche von Spezialisten durchgeführt wurden, betragen nur ein Fünftel jener die Nicht-Spezialisten erreichen. Dies ist ein enorm wichtiger Punkt für die Auswahl der Operateure: **Nehmen Sie sich also hinreichend viel Zeit, und suchen Sie einen hervorragenden Chirurgen auf.**

- die Rezidivraten bei vergleichbaren Verfahren (Shouldice, Lichtenstein) sind mit Netzverstärkung deutlich kleiner, als ohne Netzverstärkung: lassen Sie sich also **mit Netzverstärkung** operieren.

- aus vorhandenen statistischen Daten entnimmt man, dass die mit endoskopischen Operationsverfahren **TAPP** und **TEP** von Expertenhand erreichten Rezidivraten mit 0,9 % bis 2,1 % ähnlich sind, wie die Offener Verfahren (also Verfahren mit Bauchschnitt): die Haltbarkeit operativer Hernienverschlüsse ist also bei beiden Verfahren etwa gleich.

Repräsentative Ergebnisse aus Leistenbruchoperationen werden analysiert, in wissenschaftlichen Schriften dokumentiert und in der Evidenzklasse 1 A zusammengefasst. Solche Veröffentlichungen gelten als aussagekräftig und im wesentlichen belastbar. Sie sind eine wichtige Basis für weitere medizinische Forschungsvorhaben.

Grundlegende Aussagen sind folgende:

- Netzbasierte Operationsverfahren haben weniger Rezidive als reine Nahtverfahren.
- Die endoskopischen Verfahren TEP und TAPP sind im Vergleich mit der Lichtensteinoperation (Offenes Verfahren) mit weniger Wundinfektionen, Hämatombildungen und chronischen postoperativen Schmerzen assoziiert und ermöglichen den Patienten eine frühere Wiederaufnahme von körperlichen Aktivitäten im täglichen Leben, Beruf und Freizeit.
- Zu diesen Behauptungen gibt es allerdings auch gegenteilige, insbesondere was Blutungen im Bauchraum betrifft, auch Infektionen. Hier gibt es offensichtlich Interessenskonflikte mit dem Bereich der Minimal-invasiven Chirurgie: teure Apparate müssen eingesetzt werden; teure Fachleute, die diese Apparate bedienen, dürfen nicht untätig herumsitzen.
- Nach TAPP und TEP treten chronische Schmerzen seltener auf als bei offenen Nahttechniken (Shouldice, Bassini, Mc Vay etc.). Auch zu diesen Behauptungen gibt es gegenteilige, denn:
- TAPP und TEP bedürfen einer längeren Operationszeit und erzeugen eine höhere Serom-Rate als die Lichtenstein-Technik. Serom ist ein nicht vorgebildeter Hohlraum im Bereich von Wunden an der Hautoberfläche, welcher mit Wundsekret und Lymphe gefüllt ist und zum Beispiel im Anschluss an eine Operation an verschlossenen Hautwunden auftritt. Gelegentlich müssen solche Wundsekrete durch Punktion abgesaugt werden.
- Endoskopische Leistenbruchverschlusstechniken haben höhere Operationskosten (Krankenhauskosten) als offene Operationstechniken, schlagen also bei Rezidiven entsprechend kostenmäßig zu Buche.
- Studien mit selektioniertem Patientengut (also ausgewählten Patientengruppen) oder sogenannte ‚personal studies' (ausgewählte Patienten) liefern naturgemäß durchweg zuverlässigere Ergebnisse als Berichte aus Ausbildungskliniken mit vielen Operateuren und einem breiten Patientenspektrum. Diese sind nur bedingt repräsentativ.

- Minimal-invasive Operationen werden (wegen ihrer Kosten?) offenbar statistisch konsequenter verfolgt als Offene Verfahren. Aussagen über Minimal-invasive Operationen sollten also belastbarer sein.

- Die Nachbeobachtung von Leistenbruchoperationen ist – da sie wenig spektakulär sind – meist nur kurz und vielfach zu kurz: zwar treten bis zu 40 % der Rezidive im ersten postoperativen Jahr auf, doch 35 bis 40 % werden erst nach fünf Jahren und später entdeckt. Die Verfolgung der Krankengeschichte einzelner Patienten ist administrativ schwierig. Dies gilt umso mehr für Offene Verfahren, als sie nicht mit high-tech-OP-Instrumenten verknüpft sind.

- Viele Patienteninformationen gehen daher für das Follow-up verloren: unzufriedene Patienten suchen häufig andere Krankenhäuser auf und entziehen sich der Nachuntersuchung; dieses Problem war bereits Bassini bekannt, der deshalb alle nicht nachuntersuchten Patienten rigoros als Rezidive einstufte.

- Die Methoden des Follow-up sind entscheidend für die Verlässlichkeit der Daten. Fragebogen und Telefoninterviews sind ungenau, wenig belastbar und können die klinische Nachuntersuchung unter Einsatz sonographischen Kontrollen nicht ersetzen.

Die Zahl verlässlicher und repräsentativer kontrollierter Studien ist daher relativ gering und ebenso die Daten aus ihnen. Es überwiegen also die katamnestischen Erfahrungsberichte, die konventionellen Arztberichte nach ‚gewöhnlicher' Behandlung.

Fasst man die verfügbaren statistischen Daten kurz zusammen, so erkennt man, dass

- das Verfahren nach Shouldice (Offenes Verfahren) die größten Fallzahlen und die besten Langzeitergebnisse hat

- für laparoskopische Techniken (Minimal-invasive Techniken in der Bauchhöhle) weniger Langzeitergebnisse vorliegen, als für Offene Verfahren

- die Rezidivrate in der Zeit bis fünf Jahre nach der Operation bei moderner Leistenhernienreparation zwischen
    - 1 und 3 % bei Operationen von primären Hernien

- - 3 und 5 % bei Operationen von Rezidivhernien liegt.
- sich neue Verfahren an diesen Standards messen müssen. Spezialkliniken melden mittlerweile Fünf-Jahresrezidiv-Raten von
  - 1,4 % Rezidive bei Operationen von primären Hernien
  - 3,7 % bei Operationen von Rezidivhernien
- nach zehn Jahren die Quoten der Rezidive
  - auf 2,3 % bei Primärhernien steigen,
  - auf 6,9 % bei Rezidivhernien steigen; wobei von diesen etwa 15 % durch den Verzicht auf ein Netzimplantat unterversorgt waren, was den Erfolg verschlechterte

Aus diesen Zahlen, ihren unterschiedlichen Randbedingungen und der großen Streuung können Sie entnehmen, dass eine sichere Wahl der Versorgungsart nur unter Beratung durch erstklassige Fachleute möglich ist.

22.2 Wie hoch ist die Rezidivrate bei Kindern?

Die Rezidivrate bei Operationen von Leistenhernien bei Kindern ist gering: gemäß größeren Studien liegt sie zwischen 0,5 % und 0,7 %.

Gefährdend sind allerdings die Faktoren Inkarzeration, postoperative Komplikationen, schwere Begleiterkrankungen und vor allem die Hernie des Frühgeborenen:

- Postoperative Hodenatrophien traten in 0,2 % bis 0,6 % der Fälle auf
- bei Inkarzeration bis zu 7 %
- bei Hernien, die mit einem Hodenhochstand kombiniert waren wurde in 0,8 % bis 2 % der Fälle ein postoperativer Hodenhochstand beobachtet. Er kann zustande kommen, wenn ein intraoperativ verlagerter Hoden vor Abschluss der Operation nicht wieder in das Skrotum heruntergezogen wird.

22.3 Wie werden Rezidive behandelt?

Dazu gibt es folgende Erfahrungen und entsprechende statistische Daten:

- Von 672 Rezidivhernien-Situationen wurde bei 92, also bei ca. 14 % ein bereits früher eingebrachtes Netz vorgefunden. Durch die häufige Verwendung von Netzen in der Leistenhernien-Chirurgie trifft man mittlerweile also bei 14 % der Rezidivhernien auf Fremdmaterial, das bei einer vorherigen Operation eingebracht wurde. In solchen Fällen ist die Schrittfolge anzupassen. Nach intraoperativer Bewertung der Situation muss über die Art des Revisionseingriffs entschieden werden.

- Bei Schmerzsyndromen in Kombination mit einem Hernienrezidiv (wenn also die Altoperation Schmerzen bereitet), wird als Ursache dieser Schmerzen erfahrungsgemäß der Einfluss des Netzes identifiziert.
- Zur Reparation einer solchen Situation wird die transinguinale Reparationstechnik mit Explantation (Entfernung) des alten Netzes bevorzugt: die operative Revision nach vorangegangener Netzimplantation ist eine besondere chirurgische Herausforderung.
- Bei Mehrfachrezidiven mit kleinem Defekt wird als Reparationstechnik das ‚Minimal repair' mit direkter Naht oder die Präperitoneale Plazierung einer großflächigen neuen Netzprothese gewählt: das Netz wird getauscht.
- Die Mehrzahl der Rezidive trat (insbesondere nach Lichtenstein-Reparation) *medial-suprapubisch* (also oberhalb des Schambeins) auf.
- Bei der Nachuntersuchung von 87 der 92 operierten Patienten fanden sich 9 erneute Rezidive (10,3 %).
- Am häufigsten an Rezidiven waren Patienten mit netzfreien Nahtverfahren betroffen.
- Über moderate Beschwerden klagten 39,1 %.
- Bei 4,6 % war der chronische Schmerz behandlungsbedürftig.

Mittlerweile wird zur Verfahrensauswahl bei Rezidivoperationen nach vorangegangener Netzimplantation auf Basis der Zusammenhänge zwischen den Parametern der bestehenden Situation und jenen der operativen Möglichkeiten ein Handlungsalgorithmus eingesetzt. Er bestimmt aus den Parametern der vorliegenden Situation und aus den Zielparametern den Operationsvorgang, also das eingesetzte Material und die optimale Schrittfolge. Damit werden die Chirurgen entlastet.

(vgl. https://www.infona.pl/resource/bwmeta1.element.springer-e46a07cb-c93f-3790-91a2-4fe6e7847e1b DOI: 10.1007/s00104-006-1158-7 Quellendetails publiziert am: 1.6.2006 0:00)

22.4 Wie wirksam sind medizinische Maßnahmen?

In der sogenannten Evidenzbasierten (Nachweisorientierten) Medizin, wie sich die moderne Medizin heute darstellt, werden patientenorientierte Entscheidungen weitestgehend auf der Grundlage der empirisch nachgewiesenen Wirksamkeit von bisher gesetzten Maßnahmen getroffen.

Das Wissen der modernen Evidenzbasierten Medizin (EBM) ist begründet auf den Ergebnissen wissenschaftlicher Studien und systematisch gesammelter klinischer Erfahrungen, die alle wichtigen Sachverhalte und Zusammenhänge zwischen der Diagnose, der Behandlung und der Genesung soweit möglich erhärten oder widerlegen. Das gilt für alle Krankheiten, daher auch für die Behandlung von Leistenhernien.

[Nyhus L M: Classification of groin hernia: milestones. Hernia. Band 8, Nummer 2, Mai 2004, S. 87–88]
(vgl. ISSN 1265-4906. doi:10.1007/s10029-003-0173-6. PMID 14586776. (Review). Nyhus über die Klassifikation von Leistenhernien (engl.))

Aus dem Ansatz wissenschaftlich begründbarer medizinischer Handlungen entwickelten sich die Grundlagen der modernen Medizin. Der Ursprung von EBM ist im 1972 von Archie Cochrane veröffentlichten Buch ‚Effectiveness and Efficiency: Random Reflections on Health Services' dokumentiert. Die Prämissen der Handlungen sind nicht Vermutungen, womit sich EBM von jenen Lehren abgrenzt, welche ihre sogenannte ‚Wissenschaftlichkeit' auf unbewiesenen Behauptungen begründen und Maßnahmen propagieren und ausführen, deren medizinische Wirkungen nur selten schlüssig sind.

(vgl. http://flexikon.doccheck.com/de/Evidenzbasierte_Medizin)
(vgl. http://www.forum-blasenkrebs.net/index.php/Thread/10879-Definition-Komplement%C3%A4r-Alternativ-Schul-und-Evidenzbasierte-Medizin/?s=c424af5bc168bdb78926e0e5316165212d697818)

Für einen Patienten, der sich für oder gegen einen Eingriff entscheiden soll, ist der Aussagewert über die Güte der beabsichtigten Maßnahme und ihrer

Konsequenzen von entscheidender Bedeutung. Die Berechenbarkeit der Wirkung von Eingriffen im menschlichen Körper ist eine unabdingbare Voraussetzung für ihre verantwortungsvolle und möglichst risikolose Realisierung.

Die EBM schafft solide wissenschaftliche und technische Grundlagen für eine zuverlässige und wirksame medizinische Versorgung, welche die Erkrankung eines Patienten auf der Grundlage des besten zur Verfügung stehenden Wissens bzw. umfangreicher Erfahrung und Daten behandelt.

EBM wertet und klassifiziert eine große Zahl klinischer Studien nach ihrer Aussagefähigkeit. Jede Studie basiert auf einem Studiendesign, worin man in der Medizin die Gesamtheit der Handlungen im Rahmen dieser Studie versteht. Ein gutes Studiendesign verhindert weitgehend jene Einflüsse, die das Ergebnis eines Testverfahrens verfälschen und die daraus abgeleiteten Maßnahmen in eine ungünstige oder sogar in die falsche Richtung lenken können.

Um die statistische Verfälschung von Ergebnissen und damit die Vortäuschung von Zusammenhängen so gering wie möglich zu halten und ebenso die Repräsentativität und Vergleichbarkeit der Ergebnisse von Stichproben zu erhöhen, ‚randomisiert' man die Verteilung der Probanden (Patienten) auf die Behandlungsgruppen, indem man sie zufällig auswählt und auf sie verteilt.

Damit erhält man eine strukturelle Gleichverteilung der Bedingungen, denen die Testpersonen ausgesetzt sind, und derart verhindert man Schieflagen der Ausgangsverteilung von Krankheitsbildern und Krankheitsentwicklungen. Durch solche statistischen Schieflagen werden nicht selten Zusammenhänge zwischen dem Ausgangs- und Endzustand und der dazwischen vorgenommenen Behandlung vorgetäuscht (‚Scheinkorrelationen'), oder sogar Abhängigkeiten von der Umgebung, in der der Patient behandelt wird, z. B. der scheinbare Zusammenhang zwischen der Geburtenrate und der Storchenpopulation.

In diesem Zusammenhang muss auf die konsequente Behandlung von Hypothesen und Gegenhypothesen hingewiesen werden, in etwa so: ein Teil x % der Behandelten wird durch die Gabe eines Medikaments gesund

(‚Hypothese'); ein Teil der Nicht-Behandelten (100 − x) % wird auch ohne Gabe dieses Medikaments gesund (‚Gegenhypothese').

Frage: Wie groß ist also die tatsächliche Wirkung des Medikaments?

Dieser einfache, aber nichtsdestoweniger wichtige Zusammenhang bleibt in der Medizin häufig unberücksichtigt. Bei einer unvollständigen Betrachtung aber können die Schlussfolgerungen des Arztes auf die Wirkung seiner Behandlung völlig falsch sein, zumal der Anteil x % der Behandelten im Regelfall viel größer ist als der Anteil (100 − x) % der Nicht-Behandelten.

Homöopathische Dosen beispielsweise sind so gering, dass sie einer Nicht-Behandlung gleichgesetzt werden können: dennoch oder gerade deswegen können sie zur Heilung führen.

Aber sehen wir doch einmal ganz genau hin: die Nicht-Behandlung – sie ist identisch einer Behandlung mit Dosen oder Medikamenten von vernachlässigbarer Wirkung – nennt man ‚Homöopathie', und die Aura der diese Kunst praktizierenden Fachleute, der Homöopathen, hat ihren Urgrund in der saloppen Vernachlässigung des riesigen Anteils der von der Gegenhypothese zu erfassenden Anteile unbehandelter Probanden und ihrer medizinischen Schicksale. Viele sind eben irgendwann geheilt, und man weiß nicht einmal, warum. Zufällig wohl. Egal, denn wer heilt hat recht, aber wie verlässlich ist diese Therapie?!

Menschen mit nicht-operierten Hernien können also hundert Jahre alt werden. Müssen aber nicht!

Nochmals zurück zur Klassifikation, denn wir wollen uns auf die Medizin verlassen können und nicht Opfer von Zufälligkeiten werden. Die Aussagekraft einer Studie ist also zu bewerten, bevor man sich ihrer in der Medizin bedient. Ihre Aussagekraft kann quantitativ bewertet und dann entsprechend festgelegt werden, indem man sie nach den Empfehlungen der Agency for Healthcare Research and Quality einer Evidenzklasse zuordnet:

- Ergebnisse, die der Klasse A zugeordnet wurden, sind belegt durch schlüssige Literatur sehr guter oder guter Qualität (Evidenzgrad Ia, Ib); ihre Basis ist mindestens eine randomisierte Studie.

- Klasse B-Ergebnisse sind belegt durch gut durchgeführte, nicht randomisierte klinische Studien (Evidenzgrad IIa, IIb, III).
- Klasse C-Ergebnisse stammen aus Berichten und Meinungen von Experten oder aus klinischer Erfahrung anerkannter Autoritäten, nicht aber aus direkt anwendbaren klinischen Studien guter Qualität (daher Evidenzgrad IV).

Je höher die Qualität der Evidenzklasse (A ist besser als B, B besser als C), in die eine Studie aufgrund ihrer Unterlagenqualität einzureihen ist, umso wissenschaftlich solider im Vergleich zu Studien aus unter ihr stehenden Klassen wird eine Therapie sein, die auf Basis dieser Studie empfohlen und beschrieben wird. Aufgrund der Einteilungen von Studien in Evidenzklassen ergeben sich also Empfehlungsgrade für die zugehörigen Therapieoptionen. Die höchste Relevanz haben also Studien vom Evidenzgrad Ia, ‚Meta-Analysen von randomisierten kontrollierten Studien'. Die für den Patienten wesentliche Aussage ist: Auf die daraus abgeleiteten Therapien kann ich mich als Patient am ehesten verlassen.

Vor dem Bezug auf eine der Studien zu Inguinalhernien ist es daher vorteilhaft, ihre Klassen-Zugehörigkeit zu klären um ihre Aussagekraft zu erfahren.

(vgl. http://flexikon.doccheck.com/de/Evidenzbasierte_Medizin; http://www.forum-blasenkrebs.net/index.php/Thread/10879-Definition-Komplement%C3%A4r-Alternativ-Schul-und-Evidenzbasierte-Medizin/?s=c424af5bc168bdb78926e0e5316165212d697818; http://flexikon.doccheck.com/de/Studiendesign)

[Dt Ärztebl 1997; 94: A-3268-3276 Heft 48]

(vgl. auch: Kompetenznetzwerk Hernien: http://hernien-netzwerk-mittelfranken.de/leistungen/leistenbruch)
Wesentliche Hinweise auf die Qualität der Operationen fanden Sie bereits in

- Risikostatistik Kap. 19 Welche Risiken bei einer Leistenbruch-Operation?
- Rezidiv-Statistik, Kap. 22.1 *Operations-Techniken und wie viele Rezidive?*

Insbesondere erinnern sollten Sie sich

- an den ‚**Gold Standard**' der Operationstechnik, und:
- Sie brauchen einen erstklassigen **Operateur**!

23   Kann ich einen Leistenbruch rechtlich geltend machen?

Wenn sich der Rauch der Operation endlich verzogen hat, stellen sich möglicherweise Fragen ganz anderer Qualität: Was ist mit meinem Verdienstausfall und mit meinen Urlaubskosten? Kann ich da etwas zurückkriegen?

Gleich vorab: Damit sieht es recht schlecht aus. Vor allem deswegen:

- Neben ungünstigen Vorbedingungen, also eine Bauchwandschwäche bzw. ein zu weiter Leistenkanal, werden von manchen Ärzten auch schwere körperliche Belastung, starker Husten oder heftiges Pressen bei Verstopfung als mögliche Ursachen für einen Leistenbruch angeführt, indem sie den Bauchinnendruck so stark erhöhen können, dass der Bruch der Leiste ausgelöst wird. Bei Frauen können Brüche infolge gleichartiger Ursachen in der Schwangerschaft entstehen.

- Von anderen Ärzten hingegen wird ein Leistenbruch aufgrund traumatischer Ursachen (Trauma: ein Ereignis, das einen Organismus verletzt oder schädigt) als extrem unwahrscheinlich eingestuft. Aus Experimenten konnte ein solcher Zusammenhang jedenfalls nicht bestätigt werden. Verletzungen als Ursache für einen Leistenbruch sind also eher selten und nur bei schwerer Gewalteinwirkung mit starker Schädigung der Bauchwand (Quetschung, Überrolltrauma) ätiologisch, z. B. im Rahmen einer Begutachtung zu akzeptieren.

Aus dieser Unklarheit heraus entstand eine rechtliche Situation:

Gutachterlich kann bestenfalls eine totale Zerstörung der Bauchdecke als ursächlich angesehen werden, ansonsten ist die Entstehung eines Leistenbruchs durch ein Trauma oder durch das oft zitierte ‚Verheben' abzulehnen.

Körperlich schwere Arbeit als vorwiegende oder gar alleinige Ursache für einen Leistenbruch wird daher nicht anerkannt und auch nicht entschädigt.

24 Erfahrungen und Ratschläge aus der Öffentlichkeit

„Es kann nicht schaden, sich die Meinung anderer anzuhören", sagt man gelegentlich.

Ich bin gegenteiliger Ansicht, denn es wird zu viel Unsinn geredet, erst recht in der Medizin, und die persönliche Unsicherheit wird nicht kleiner, wenn man immer mehr von jenem Unsinn liest, der einem ständig begegnet. Viele Sachbücher setzen allerdings auf die Meinung verschiedener Erfahrungsträger, und gelegentlich sind auch nützliche Tipps darunter. So finden Sie also auch hier der Vollständigkeit halber verschiedene Erfahrungen von Männern und Frauen. Bilden Sie sich Ihre eigene Meinung darüber.

24.1 Präoperative Situation

Symptomangabe Männlich

(vgl. http://www.paradisi.de/Health_und_Ernaehrung/Erkrankungen/Leistenbruch/Forum/)

‚ ... habe seit einer Woche etwas an meiner Leiste ... bin mir nicht sicher ... es ist je nachdem ein Ziehen oder Stechen ... meist wenn ich zur Ruhe komme ... mache ich ungünstige Bewegungen kann es sein, dass es sich schlagartig verschlimmert ... habe vor einer Woche bei einem Umzug geholfen ... habe ich mir da evtl. einen Leistenbruch gehoben? ...'

Nach dieser Schilderung ist es ein Leistenbruch und die Frage danach. Ob gehoben oder nicht, ist nicht festzustellen. Wahrscheinlicher ist, dass er angeboren ist, was aber nicht feststeht.

Symptomangabe Männlich

‚ ... in der rechten Hälfte im Schambereich, in der Leistengegend habe ich seit ungefähr einer Woche etwas Murmelartiges ... ungefähr 1 cm groß ... beweglich ... tut überhaupt nicht weh ... wenn ich mich hinlege, verschwindet es und wenn ich dann huste oder mich anstrenge ... meinen Bauch trainiere ... kommt kurz ein komisches Gefühl und dieses Ding kommt wieder hervor ...

so habe ich es auch bemerkt ... frage mich jetzt ob das wirklich ein Leistenbruch sein könnte oder vielleicht ein Lymphknoten der angeschwollen ist ... weil ich erkältet bin ... ob es gefährlich ist ...'

Eigene Bewertung

Richtig: Das ‚Kommen und Verschwinden' ist ein Indiz für einen Leistenbruch.

Falsch: Das ‚Kommen und Verschwinden' ist kein Indiz für eine Lymphknotenschwellung.

Dazu Bewertung Weiblich

‚ ... klingt schon schwer nach Leistenbruch ... lieber vom Dok abklären lassen, denn wenn dort Gewebe ein- bzw. abgeklemmt wird, bekommst du echte Probleme ...'

Richtig: Die Möglichkeit einer Einklemmung besteht immer.

Dazu Bewertung Männlich

‚ ... die Symptome und Ursachen des Leistenbruchs hängen von verschiedenen Faktoren ab, etwa davon, ob es sich um einen direkten oder indirekten Leistenbruch handelt ...'

Richtig: Symptome und Ursachen hängen grundsätzlich von verschiedenen Faktoren ab. Der indirekte Leistenbruch beispielsweise kann in einem Hodenbruch münden.

Falsch: In ihren Symptomen sind die beiden Brucharten allerdings von außen nicht zu unterscheiden. Meistens sind sie das nicht einmal in der Ultraschall-Sonografie.

‚ ... bei Männern tritt Hernia Inguinalis nicht nur weitaus häufiger auf als bei Frauen, ...'

Richtig: Männer sind fast zehnmal so häufig betroffen wie Frauen.

‚ ... sondern auch an anderen Stellen ...'

Falsch: Leistenbrüche treten immer ungefähr an derselben Stelle auf. Nabelbrüche treten im Bereich des Nabels auf. Sie können eine Folge von Geburten sein.

‚ ... und mit anderen Beschwerden ...'

Richtig: Die Beschwerden können unterschiedlich sein; ein Hodenbruch, als Spezialfall des Leistenbruchs, ist nur beim Mann möglich.

‚ ... auch die Auslöser für Hernien sind bei Männern und Frauen verschieden ...'

Falsch: Sehr unwahrscheinlich, da Leistenbrüche meistens angeboren sind und nur sehr selten durch Beanspruchung entstehen, also auch nicht durch das Pressen bei einer Geburt.

‚ ... außerdem kann die Intensität der Symptome bei Leistenbruch darauf hinweisen, ob auf Grund bereits eingeklemmter Organe sofort operiert werden muss ...'

Richtig: Bei starken Schmerzen besteht der Verdacht auf eine Einklemmung. Bei einer solchen muss sofort (innerhalb weniger Stunden!) operiert werden.

‚ ... doch auch bei weniger schweren Symptomen ist die Behandlung eines Leistenbruchs unbedingt erforderlich ...'

Falsch: Wenn ein Leistenbruch nicht eingeklemmt ist, braucht er nicht unbedingt gleich operiert zu werden. Es besteht aber immer die Gefahr einer Einklemmung. Dann muss sofort (innerhalb weniger Stunden!) operiert werden.

Dazu Bewertung Weiblich

‚ ... diese kleine "Murmel" von der du dort sprichst ist nicht unbedingt ein Anzeichen für einen Leistenbruch ...'

Richtig: Dieses Anzeichen lässt keine belastbare Schlussfolgerung auf einen Leistenbruch zu. Deshalb sollte es von einem Arzt abgeklärt werden.

‚ ... ich selber spiele seit langem Fußball und weiß, dass es ein typisch männliches Phänomen ist, was häufig beim Sport auftritt ... ,

Richtig: Typisch männliches Phänomen, da 90% der Leistenbruchpatienten männlich ist.

Unklar: Das Auftreten des Leistenbruchs durch Sport ist nicht gesichert, trotz des gelegentlichen Vorkommens der sog. ‚Sportlerleiste'.

‚ ... ein ungünstiges Auftreten reicht und meist folgen dann nicht direkt extreme Schmerzen, die man sofort merkt, sondern eher Probleme, die du beim weiteren Belasten merken wirst ...'

Nicht belastbar.

24.2 Postoperative Situation

Erfahrungen Weiblich

(vgl. http://www.paradisi.de/Health_und_Ernaehrung/Erkrankungen/Leistenbruch/Forum/161365.php)

‚... ich wurde am ... an meiner linken Leiste operiert ... zuvor bei der Arbeit stechende Schmerzen beim Gehen und Stehen, war nur auszuhalten wenn ich mein Bein bis zum Gesicht hochzog ... mein Hausarzt diagnostizierte: Leistenbruch, klein aber oho ...'

Unklar.

‚... Krankenhaus: Zwei Tage bleiben Sie im Krankenhaus, nach drei Wochen gehen Sie wieder arbeiten ...'

Eine solide Prognose: Die prognostizierte Aufenthaltsdauer und der Zeitpunkt der Wiederherstellung der Arbeitsfähigkeit sind Standard.

‚... unter Schmerzen sagte ich sofort zu ... es wurde endoskopisch ein Netz eingesetzt ... nach der OP lief etwas zuviel Blut aus der Drainage ... einen Tag Verlängerung ... Montag war die OP, Donnerstag wurde ich entlassen ...'

Bewertung: Der Einsatz eines Netzes ist obligat bei einer endoskopischen Operation. ‚Zuviel Blut' ist eine sehr ungenau Angabe, aus der sich keinerlei Schlussfolgerungen ziehen lassen. Ohne Blutung ist keine Drainage erforderlich.

‚... als ich zu Hause ankam, schlief mein Oberschenkel immer ein ...'

Bewertung: Dieses Symptom deutet auf eine operative Strangulation eines Nervs hin.

‚... es tanzten tausend Ameisen durch mein Bein. Beim Duschen tat das Wasser auf dem Bein weh ...'

Bewertung: Das elektrisierende Gefühl deutet auf eine Irritation des Hautnervs im Bereich des Beckennervengeflechts hin, möglicherweise durch operative Strangulation eines Nervs.

‚... mein Hausarzt sagte sofort, die haben deinen Nerv gedrückt, geärgert ... das braucht Zeit um sich zu erholen ... im Krankenhaus sagten sie, dass käme nicht von der OP .... schließlich hätte ich doch noch keine Schmerzen gehabt, als sie mich entlassen haben ... mein Hausarzt vermutete eine Bandscheibe als Ursache ...'

Bewertung: Die Diagnose scheint semi-professionell.

Heilung: Die Beschwerden können nach einer Operation auftreten, in der ein Nerv verletzt oder durchtrennt wurde. Auch kleine Verletzungen können fatale Folgen haben. Bei jeder Hüftbewegung, beim Ein- und Ausatmen oder auch beim Verdauen werden Nerven aktiviert und können dem Betroffenen Schmerzen bereiten.

Zur Heilung wird ein neurologischer Befund erstellt, anhand dessen man den betroffenen Nerv identifiziert. Er kann mit einem Betäubungsmittel örtlich blockiert werden. Damit wird die Wirkung eines operativen Eingriffs simuliert. Nachfolgend wird der geschädigte Nerv mit genau diesem Eingriff freigelegt und verlagert, sodass er keine weiteren Beschwerden bereitet, womit in den meisten Fällen Schmerzfreiheit erreicht wird.

‚... nach einer CT kam raus ich habe einen BS-Vorfall, aber bei L5-S1 ... der verursacht allerdings nicht das taube Gefühl in meinem Oberschenkel (Ober- und Innenseite) ... aus den Ameisen sind nun stechende Schmerzen geworden ... sie treten auf, wann sie wollen und ich kriege dadurch Fehlhaltungen, die weitere Beschwerden in Hüfte und Wirbelsäule auslösen ... ein weiterer Krankenhausaufenthalt Neurologie, sollte Klärung bringen ...

alle Untersuchungen kamen nur wieder zu dem selben Ergebnis: Femoralisläsion ...'

Bewertung: Ein medizinisches Desaster, das sich noch fortsetzt.

‚ ... verschiede Tabletten sollten Linderung bringen. Lyrica, Pregabalin Ibu etc. zeigten außer den Nebenwirkungen keine Wirkung. In der Uniklinik dann nahm sich ein lieber Professor meiner an. Er legte im Januar einen Teil meiner Nerven frei und befreites es von Gewebe, das angeblich darauf drückte (Neurolyse). Nun ist diese OP auch schon 4 Monate her, und da der Schmerz seit 6 Wochen immer schlimmer wird, will er wieder operieren ... dieses Mal tut mir auch immer wieder die Leiste weh, es zieht im inneren Oberschenkel ... hat jemand so etwas erlebt? Kann mir einer von Euch weiterhelfen? ...'

Kommentar Weiblich

‚ ... bei mir ist leider das Gleiche passiert ... eine OP war vor einem Jahr ... da die Schmerzen und die Taubheit sich nicht legten, suchte ich einen Spezialisten für Leistenhernie auf ... mir wurde mit geteilt, dass ich einer von den Patienten bin, der das erleidet, wovor die Ärzte Angst haben ... mit den Schmerzen und der Taubheit muss ich wohl bis zum Lebensende leben ... eine OP lehnte der Facharzt ab, da es so gut wie keine Chance auf Besserung gibt. Im Gegenteil, es könnte eher schlimmer werden ... ich werde jetzt einen Antrag auf Schwerbehinderung stellen, weil es mich beruflich sehr einschränkt und die Lebensqualität sehr stark leidet ...'

Bewertung: Sie sehen, wie wichtig ein hervorragender Chirurg für Ihre Leistenbruch-Behandlung ist.

Erfahrungen Männlich und Weiblich

(vgl. http://www.paradisi.de/Health_und_Ernaehrung/Erkrankungen/Leistenbruch/Forum/180225.php)

‚ ... da ich im Vorfeld meiner beidseitigen Leistenbruch OP ebenfalls Informationen im Internet gesucht habe, dachte ich meine Erfahrungen sind vielleicht für den einen oder anderen hilfreich ... festgestellt wurde der Leistenbruch vom Urologen, der mich auch gleich operieren wollte ... in jedem Fall sollte das ein erfahrener Chirurg machen - und einen solchen habe ich mir auch gesucht ...'

‚ ... es gibt verschiedene Verfahren, ich habe eines mit Netz gewählt, aber das ist natürlich eine individuelle Entscheidung ...'

‚ ... wichtig ist nur, dass der Chirurg das Verfahren schon länger anwendet, also entsprechend Erfahrung hat ...'

‚ ...man kann das ambulant machen lassen - ich rate zur Vollnarkose und einer Übernachtung im Krankenhaus ...'

‚ ... die Schmerzen nach der OP sind, wenn es ein guter Chirurg ist, nicht schlimm ...'

‚ ... das Schwierigste ist, am OP Tag, nach der OP, aus dem Bett zu kommen ...'

‚ ... beim ersten Mal Wasserlassen werdet ihr unter Umständen Schmerzen haben bzw. ein Brennen verspüren, das gibt sich nach spätestens 2 Tagen wieder ...'

‚ ... für die Schmerzen am OP-Tag und für die nächsten 2 - 3 Tage bekommt ihr Schmerzmittel, das klappt dann ganz gut ...'

‚ ... wichtig ist, bald wieder etwas zu essen, damit man zu Kräften kommt ...'

‚ ... ganz schlecht ist lachen, husten oder drücken auf der Toilette ...'

‚ ... ich empfehle viel Tee zu trinken, am besten Kamille oder Fenchel-Anis-Kümmel Tee, denn auch Blähungen und harten Stuhlgang gilt es zu vermeiden ...'

‚... die ersten 3 Tage nach der OP bin ich viel gelegen aber auch ab und an aufgestanden und rumgelaufen ...'

‚...ab dem vierten Tag sollten auch die Schmerzen nachlassen ...'

‚...auf Sex und Autofahren habe ich die ersten 12 Tage verzichtet, danach sollte es man es langsam angehen lassen ...'

‚... man merkt eigentlich ab dem 4.Tag, dass es jeden Tag besser wird ...'

‚... Fäden wurden bei mir nach 7 Tagen gezogen. Das war völlig harmlos, lediglich bei einer Schnittwunde wurde ein etwas längerer Faden gezogen, das war ein seltsames Gefühl, hat aber nicht weh getan - und ich bin da wirklich kein Held. Also Fäden Ziehen ist wirklich harmlos ...'

‚... jetzt geht's bald noch mal zum Arzt zum Ultraschall, und dann passt hoffentlich alles ...'

‚... wichtig in meinen Augen ist es die OP von einem erfahrenen Chirurgen machen zu lassen ...'

‚... bis ca. 3 - 4 Tage nach der OP sollte euch jemand betreuen, Socken anziehen allein ist am Anfang fast unmöglich ...'

‚... die Leistenbruch OP ist Standard, ein erfahrener Chirurg kann das im "Schlaf", also keine Angst davor! Schmerzen danach halten sich in Grenzen, da ist mancher Zahnarztbesuch schlimmer ...'

Frage Weiblich

‚Sie haben mir sehr geholfen aber zwei Fragen hätte ich noch, darf man nach der OP normal essen oder ist Schonkost angesagt?'

Antwort: Sie können normal essen.

‚Und gibt es Sachen, die man am OP-Tag beachten muss?'

Antwort: Am Tag vor der Operation nach 18 Uhr nichts mehr essen. Am Tag der Operation nach 2 Uhr auch nichts mehr trinken!

‚Ich würde das unter keinen Umständen ohne Vollnarkose machen.'

Kommentar: Minimal-invasive Operationen werden immer in Vollnarkose durchgeführt. Offene Operationen können auch in Lokalanästhesie durchgeführt werden. ‚Unter keinen Umständen ...' scheint etwas übertrieben, doch kann eine OP in Lokalanästhesie mit einer starken psychischen Belastung des Patienten verbunden sein, auch wenn er keine Schmerzen verspürt.

Die modernen Narkosen sind wesentlich verträglicher als noch vor einigen Jahren.

Ich empfehle auch mindestens eine Nacht im Krankenhaus zu bleiben. Wenn es ambulant sein soll, lassen Sie sich auf jeden Fall abholen! Sie dürfen nach einer Narkose die folgenden 24 Stunden kein Kraftfahrzeug lenken.

Für die nächsten 3 Tage sollten Sie Schmerzmittel besitzen, auch wenn Sie sie vielleicht gar nicht brauchen.

25 Was ist ...? Fachbegriffe

(vgl. http://flexikon.doccheck.com/de/Spezial:Mainpage;
http://www.enzyklo.de/Begriff)

Aachener Hernienklassifikation	Zuordnung einer *Hernie* nach Beschaffenheit des Bruchsacks (Komplette Hernie, Gleithernie, Darmwandhernie), nach ihrer Lokalisation (Äußere Hernie, Innere Hernie), Genese (Angeborene Hernie, Erworbene Hernie, Symptomatische Hernie), nach Größe der Bruchpforte
alloplastisch	körperfremd
Anatomie	Die beschreibende Lehre vom Aufbau bzw. der Gestalt (Morphologie) des menschlichen Körpers, seiner Gewebe (Histologie), sowie deren Entwicklung (Embryologie).
antiödematöse Maßnahmen	abschwellende Maßnahmen
antiphlogistische Maßnahmen	entzündungshemmende Maßnahmen
antipyretische Maßnahmen	fiebersenkende Maßnahmen
Antisepsis	Alle Maßnahmen der Verminderung von infektiösen Keimen zur Verhinderung einer Infektion. Antiseptische Maßnahmen: Desinfektion von Oberflächen, Materialien und Gegenständen. Desinfektion von Wunden.

	Siehe auch *Asepsis*: vollkommene Keimfreiheit. Sie ist auf Körperoberflächen nicht zu erreichen, da die Haut und die Schleimhaut nicht sterilisiert werden können.
Asepsis	Alle Maßnahmen zur Beseitigung von Krankheitserregern, um das Eindringen von Viren, Bakterien und Pilzen in den Organismus bei chirurgischen Eingriffen zu verhindern.
Ätiologie	Ursachenforschung
atraumatisch	gewebeschonend
Bassini	Edoardo Bassini (1844 - 1924), ordentlicher Professor an der Chirurgischen Universitätsklinik zu Padua; er war der Erste, der über einen Leistenschnitt hindurch die Bruchlücke durch Vernähen der Bauchwandmuskulatur mit dem Leistenband verschloss.
Bauchfell	siehe Peritoneum
Bauchwand	Vordere und seitliche Umfassung des Bauchraums; die B. liegt schützend über den inneren Organen; umgeben von verschiedenen Muskelgruppen, die durch Aufbau und Ausrichtung ihrer Fasern die innen liegenden Organe und Strukturen schützen und die Funktionen des Rumpfes sicherstellen.
Befund	Ergebnis medizinischer Untersuchungen

Bindegewebe	Aus *Fibrozyten* (Bindegewebszellen) und Interzellularsubstanz aufgebautes stabiles Gewebe
Blutgerinnung	*Hämostase* (Stockung); lebenswichtiger Prozess, der die bei Verletzung eines Blutgefäßes entstehende Blutung stoppt; verhindert den übermäßigen Austritt von Blut aus dem Blutkreislauf; Voraussetzung für die Wundheilung
	Die B. setzt im Körper im Fall einer Verletzung hinreichend schnell ein und ist auf den Bereich der Verletzung beschränkt.
Blutserum	siehe ‚*Serum*'
Bruchband	Medizinische Korsage für die Beherrschung einer Leistenbruch-Situation; straffer Leder- oder Bandgürtel, gelegentlich mit Gummizug und Pelotte (Platte; früher aus Holz, später Metall); wird auf Position der Bruchpforte außen aufgesetzt, um den Bruchsack eines Leistenbruchs am Prolabieren (Vorfallen, Heraustreten) zu hindern.
	Wird aktuell nicht mehr angewendet, da beim geringem Nutzen hohes Schadenspotential: unter dem Einfluss des B. entsteht nicht selten eine Hodenatrophie mit Verödung des jeweiligen Hodens; auch kann der ständig anliegende Druck das Gewebe schädigen und zu *Hautulzerationen* (Geschwüren) führen, bis die Hernie durch die Haut bricht.

Bruchpforte	Lücke in der Bauchwand, durch die sich im Falle einer Herniation der Bruchsack hervorstülpt
Bruchsack	Sackartige Ausstülpung des Peritoneums (Baufells) oder von Faszien. Der B. umgibt den ‚Bruchinhalt'. Hierbei handelt es sich um Eingeweide (z. B. Darm), die bei einer Hernie durch die Bruchpforte ausgetreten sind.
Collagen	der wichtigste Faserbestandteil von Haut, Knochen, Sehnen, Knorpeln, Blutgefäßen und Zähnen
Computer Tomographie	Schichtbildverfahren zur Bestimmung der Gewebedichte mit Hilfe von Röntgenstrahlung
Cutis	Oberhaut und Lederhaut
Darmspiegelung	Routine-Untersuchung des Dickdarms mit Hilfe eines *Koloskops*; Feststellung akuter oder chronischer Darmerkrankungen; zur genauen diagnostischen Abklärung unklarer Befunde (z. B. bei blutigem Stuhlgang); Vorsorge- und Nachsorge-Untersuchungen (z. B. Darmpolypen, Darmkrebs)
Darmverschluss	*Ileus*; bewirkt eine lebensbedrohliche Unterbrechung der Darmpassage; daher sofortige Krankenhauseinweisung; meistens ist eine chirurgische Behandlung erforderlich
Dermis	Lederhaut

Diagnose	bewertende Zusammenfassung der Erkenntnisse über die Krankheitszeichen (Symptome) einer körperlichen oder psychischen Krankheit und die systematische Zuordnung der Erkrankung zu einer Erkrankungsklasse oder einer typischen Gruppe von Symptomen (*Syndrom*).
Doppler-Sonographie	auch Duplex-Sonographie; Ultraschall-Untersuchung: aus der Fließgeschwindigkeit des Blutes werden Gefäßverengungen in den Gefäßen (Arterien und Venen) festgestellt
dorsal	‚zur Rückseite des Körpers, eines Körperteils oder Organs orientiert'
Duplex-Sonographie	siehe Doppler-Sonographie
Elektrokardiogramm	Aufzeichnung der elektrischen Aktivitäten aller Herzmuskelfasern
Endoskop	Flexibles optisches System bestehend aus biegsamen Lichtleitern, Kaltlicht-Beleuchtung, Objektiven und Bildschirmen zur Darstellung von Oberflächenstrukturen in Körperöffnungen
Endoskopie	Betrachtung von Körperhöhlen mittels Endoskop
Epigastrische Gefäße	Blutgefäße der unteren Bauchwand
Epidemiologie	Wissenschaftliche Beschäftigung mit dem Auftreten, der Verbreitung, den Ursachen und Folgen von Krankheiten und Gesundheits-relevanten Ereignissen
Epidermis	Oberhaut

Erythrozyten	Rote Blutkörperchen
Evidenzbasierte Medizin	medizinische Behandlung aufgrund der empirisch nachgewiesenen Wirksamkeit von Maßnahmen
Evidenzklasse	Bewertung der wissenschaftlichen Aussagefähigkeit und Belastbarkeit klinischer Studienergebnisse durch eine qualitätsorientierte Rangordnung („Evidenzklasse")
Exspiration	Phase des Atemzyklus, in der die Atemluft aus der Lunge und den Atemwegen ausgepresst wird
Externus-Aponeurose	flächige Struktur aus Bindegewebe; sehniger Ansatz von Muskeln im Leistenbereich
extraperitoneal	außerhalb der Bauchhöhle
Falloppio	Gabriele Falloppio (1523 -1562), italienischer Anatom
Fascia transversalis abdominis	Bindegewebige Hülle (Faszie); Auskleidung der Innenseite der Bauchwand zwischen dem *Peritoneum parietale* und der Bauchmuskulatur; die F. t. bildet gemeinsam mit der *Fascia endothoracica* einen Teil der Inneren Rumpffaszie
Fascia endothoracica	derbe Bindegewebsschicht (Faszie), die die Innenseite des Thorax auskleidet
Fascia spermatica interna	dünne Faszie, die den Samenstrang (*Funiculus spermaticus*) umhüllt
Faszie	derbe Hüllschicht aus Bindegewebe, die einzelne Muskeln, Muskelgruppen oder ganze Körperabschnitte umgeben kann

Fascia transversalis	bindegewebige Hülle (Faszie) zwischen dem Peritoneum parietale und der Bauchmuskulatur; kleidet die Innenseite der Bauchwand aus; Teil der Inneren Rumpffaszie
Fibroblast	beweglicher Hauptbestandteil des Bindegewebes
Fossa inguinalis lateralis	flache Grube auf der Innenseite der Bauchwand
Fossa inguinalis medialis	dreieckiger muskelfreier Bereich der Bauchwand (‚Hesselbach Dreieck')
Funikulozele	Bohnen- bis olivgroße Flüssigkeitsansammlung im Leistenbereich als Folge eines unvollständigen Bauchfellspalt-Verschlusses
Funiculus spermaticus	Samenstrang
Gastroenterologie	Teilgebiet der Inneren Medizin; Diagnostik, Therapie und Prävention von Erkrankungen des Magen-Darm-Trakts und der mit diesem Trakt verbundenen Organe: Leber, Gallenblase, Bauchspeicheldrüse. Schwerpunkte: Endoskopie, Hepatologie, gastroenterologische Onkologie.
Gerinnung	siehe ‚Blutgerinnung'
Helmholtz	Hermann von Helmholtz (1797 - 1854), deutscher Physiker; Erfinder des Augenspiegels (Vorläufer des Endoskops)
Herniation	Pathologisches Hervortreten eines Gewebes durch eine normalerweise verschlossene Körperstruktur, z. B. infolge eines Geweberisses

Hernie	Weichteilbruch
Hernie, Asymptomatische	Unauffällige ‚schlafende' Hernie
Hernie, Direkte	Der Bruchsack schiebt sich neben dem Inneren Ring des Leistenkanals an einer Schwachstelle seiner Hinterwand direkt durch die Bauchwand vor; immer erworben; 25 % der Hernien sind D. H.
Hernie, Indirekte	Bauchfell und Eingeweide schieben sich durch den Leistenkanal vor; in der Regel vererbt; 75 % der Hernien sind I. H.
Hernie, eingeklemmte	siehe Hernie, Nicht-reponible
Hernie, Symptomatische	Durch verursachte Beschwerden auffällige Hernie
Hernie, Nicht-reponible	eingeklemmte Hernie; Bruchsack lässt sich nicht zurückdrücken; gefährlich, da Gewebe (Darm) absterben kann; Operation innerhalb weniger Stunden erforderlich (‚die Sonne darf nicht untergehen')
Hesselbach-Dreieck	Muskelfreier Bereich der Bauchwand; die sog. musculo-aponeurotische Lücke; es wird lediglich von der Fascia transversalis bedeckt. Das Hesselbach-Dreieck ist eine Prädilektionsstelle (bevorzugter Bereich für eine Erkrankung) für die Entstehung der direkten Leistenhernien: etwa 25 % der Leistenhernien; diese sind immer erworben.
Hoden, Hodensack	siehe Skrotum

Hodenbruch	Inguinal-Hernie, die durch den Leistenkanal in den Skrotalbereich vorgedrungen ist.
Ileus	siehe Darmverschluss
Ilioinguinalis-Syndrom	alle Beschwerden, die durch eine Kompression des *Nervus ilioinguinalis* bei seinem Durchtritt durch die Bauchwand-Muskulatur hervorgerufen werden
Indikation	Grund (Motiv) für den Einsatz einer therapeutischen, diagnostischen oder medizinischen Maßnahme, einem bestimmten Krankheitsbild entsprechend
Inguinalhernie	siehe Leistenbruch; *Hernia inguinalis*
Inkarzerierung	Einklemmung
Insuffizienz	Organschwäche; eingeschränkte Funktionsfähigkeit bzw. unzureichende Leistung einer Körperfunktion, eines Organs oder Organsystems.
intraabdominal	innerhalb des Bauchraums
intraperitoneal	lat. *intra* ‚innen' und *peritoneum* ‚Bauchfell'; dient der anatomischen Lageangabe und bezeichnet die vom Peritoneum (Bauchfell) überzogenen Strukturen im Peritonealraum
Intubation	Herstellung eines sicher funktionierenden Atemwegs zur Beatmung
Inzidenz	Häufigkeit von Neuerkrankungen

Ischämie	Minderdurchblutung oder vollständiger Durchblutungs-Ausfall eines Gewebes
kaudal	fusswärts
Knopflochchirurgie	Schlüssellochchirurgie; Minimal-invasive Chirurgie
Koagulum	Gallerartiges, durch Fibrinfäden stabilisiertes Aggregat aus roten Blutkörperchen (*Erythrozyten*); im klinischen Sprachgebrauch häufig für ‚Extravasale Blutgerinnsel' verwendet
	‚Intravasales Gerinnsel' = ‚Thrombus'
	Begriffe werden häufig synonym verwendet
Koloskop	Endoskop zur Inspektion des Dickdarms und des terminalen Dünndarms bzw. deren Schleimhäute im Rahmen einer *Koloskopie*
Koloskopie	Darmspiegelung; Inspektion des Darms mit einem Koloskop
kranial	kopfwärts
Laparaskopie	Bauchhöhlenspiegelung; endoskopische Betrachtung der Bauchhöhle und der in ihr enthaltenen Organe, u. a. des Peritoneums (Bauchfell)
lateral	seitlich; von der Körpermitte abgewandt
Leiste	Unterer seitlicher Teil der Bauchwand (‚Bauchdecke')

Leistenband	*Arcus inguinalis*, auch *Ligamentum inguinale*; verbindet den vorderen oberen Darmbeinstachel des Darmbeins mit dem Schambein; grenzt den Raum für die Muskel- und Gefäßpforte im Leistenbereich ab
Leistenbeuge	Grenze zwischen Oberschenkel und Leiste
Leistenbruch	siehe Leistenhernie; führt zum Durchtritt von Baucheingeweiden durch den Leistenkanal oberhalb des Leistenbandes
Leistenfurche	Zentrale optisch auffällige Struktur der auf Bauch und Oberschenkel übergreifenden Leistenbeuge
Leistenhernie	siehe Leistenbruch bzw. *Leistenhernie*, indirekte; L. direkte
Leistenhernie, Direkte	*Hernia inguinalis directa*; Mediale Leistenhernie; nicht angeboren, sondern immer erworben; die Bruchpforte liegt im Bereich der *Fossa inguinalis medialis*, medial der epigastrischen Gefäße (Hesselbach-Dreieck: physiologische Schwachstelle der Bauchwand); in ihr wird die Stabilität maßgeblich von der Fascia transversalis aufrechterhalten
Leistenhernie, Indirekte	*Hernia inguinalis indirecta*; Indirekter Leistenbruch; Bruchpforte ist immer der Anulus inguinalis profundus, lateral der epigastrischen Gefäße (*Fossa inguinalis lateralis*);

der Bruch verläuft immer komplett durch den Leistenkanal und tritt durch den *Anulus inguinalis superficialis* aus (Äußerer Leistenring);

Der Bruchsack findet im weiteren Verlauf Anschluss an den Leistenkanal, verläuft medial des Samenstranges und tritt am Anulus inguinalis superficialis (Äußerer Leistenring) aus

der Bruch kann unbehandelt zu einer massiver Schwellung des Skrotums führen.

Leistenkanal	*Canalis inguinalis*; stabile Gewebestruktur in der Leistenregion; durchläuft die vordere Bauchwand; enthält beim Mann den Samenstrang (Funiculus spermaticus), bei der Frau das Mutterband (Ligamentum teres uteri), sowie den Nervus ilioinguinalis und weitere Strukturen.
Leistenring, äußerer	Äußere Öffnung des Leistenkanals; (*Anulus inguinalis superficialis*); wird von der Aponeurose des Musculus obliquus externus abdominis und der oberflächlichen Bauchwandfaszie (Fascia abdominalis superficialis) bedeckt; schlitzförmige Öffnung in der Sehnenplatte des äußeren schrägen Bauchmuskels (Musculus obliquus externus abdominis); einige Fingerbreiten lateral (seitlich) des Schambeinhöckers

Leistenring, innerer	Innere Öffnung des Leistenkanals; *Anulus inguinalis profundus*, ovale Öffnung im Leistenkanal, Dimension etwa 2,5 cm x 1,5 cm, liegt oberhalb (medizin. ‚superior') einer bindegewebigen Struktur, die die Muskel- und Gefäßpforte (*Lacuna musculorum* und *Lacuna vasorum*) abgrenzt
Lichtenstein	Irving L. Lichtenstein (1920 - 2000), amerikanischer Chirurg; Erfinder der Onlay-Netzeinlage bei der Behandlung von Brüchen
Ligament	derber, faserreicher, beschränkt dehnbarer Bindegewebe-Strang zwischen zwei Körperteilen zur Fixierung von Organen
Ligamentum Cooperi	Coopersches Band; bindegewebsartiger Bestandteil der Beckenanatomie; bereits 1804 von Sir Astley Paston Cooper beschrieben
Lokalanästhesie	Herstellen lokaler Empfindungslosigkeit zur Durchführung andernfalls lokal schmerzhafter Eingriffe
Lungenfunktionstest	Spirometrie; quantitative Erfassung des Funktionszustands der Atemwege, insbesondere der Lungen
Mesenterium	Syn. ‚Gekröse'; Verdoppelung des Bauchfells (Peritoneum), die von der hinteren Bauchwand ausgeht
Metabolismus	Stoffwechsel
MIC-Technik	Minimal Invasive Chirurgie; Oberbegriff für operative Eingriffe mit kleinstem Trauma (kleinster Verletzung von Haut und Weichteilen)

Minimal-invasive Operation	Minimal-invasive Chirurgie; unterscheidet sich von der konventionellen Chirurgie durch die endoskopische Minimal-invasive Zugangsart und den Einsatz spezieller Instrumente und Techniken.
	Grundsätzliches Ziel ist die Reduktion des Traumas beim Zugang und bei der Operation.
	Jedes Verfahren, welches minimale Traumata und Narben setzt.
Muskel	Kontraktiles Organ des menschlichen Körpers; bewegt Teile des Körpers
Narkose	Syn. Allgemeinanästhesie; medikamentös induzierter Schlafzustand des Organismus, in dem chirurgische, diagnostische und therapeutische Eingriffe ohne Schmerzempfindung und Abwehrreaktion durchführbar sind.
Nekrose	Tod einer Zelle; abgestorbener Zellbereich
Neoplasie	Neubildung von Körpergewebe
Nervensystem	Teil des menschlichen Organismus zur Reizwahrnehmung, Reizverarbeitung und Reaktionssteuerung; bildet den Regelkreis des Verhaltens auf äußere und innere Reize
Newton	1 Newton ist die Kraft, die einen ruhenden Körper der Masse 1 kg innerhalb einer Sekunde gleichförmig auf die Geschwindigkeit 1 m/sec beschleunigt
Netzprothese	Leichtgewichtiges Polypropylen-Netz zur Reparation von Leistenhernien

Neuralgie	Schmerzen im Versorgungsgebiet eines Nervs; als ziehend-reißend beschrieben; Ursachen können Druck oder Dehnung eines Nervs sein
Neurotomie	operative Nervdurchtrennung
Nuclear Magnetic Resonance	Syn. Kernspintomographie; Kernphysikalischer Effekt; medizinisch nutzbar zur Bestimmung von Gewebe-Anomalien, z. B. Krebs
Offene Operationsmethode	Die Operation einer Leistenhernie erfolgt durch eine Öffnung (Bauchschnitt, ca. 5 bis 8 cm lang) in der Bauchhaut
Onkologie	Zweig der inneren Medizin; Prävention, Diagnostik, Therapie, Nachsorge maligner Erkrankungen (Krebs)
Orchitis	Hodenentzündung
Palpation	Ertasten von Körperstrukturen mit einem oder mehreren Fingern bzw. den Händen
Parästhesie	eine unangenehme, manchmal schmerzhafte Körperempfindung mit Kribbeln, Taubheit, Einschlafen der Glieder; Kälte- und Wärmewahrnehmungsstörungen, die nicht durch adäquate Reize ausgelöst werden
Parietales Bauchfell	siehe Peritoneum
Pascal	Pa, Maßeinheit für den Druck; übliche Einheit 1 kPa = 1000 Pa = 0,1 N/cm^2; N = Newton; spezifische Krafteinheit
Patchplastik	Verschluss einer Öffnung durch einen Flicken (engl.: patch)

Periduralraum	Spaltraum im Bereich der Rückenmarkshäute der Wirbelsäule
Peritendineum internum	das innere Blatt der Sehnenscheiden; lockeres fibröses Bindegewebe; umhüllt die Kollagenfasern einer Sehne
peritoneal	auf das Peritoneum bezogen
Peritoneum	Bauchfell; eine seröse Haut, die mit ihren beiden Blättern die Peritonealhöhle (Cavitas peritonealis) auskleidet und damit eine relativ reibungsfreie Verschiebbarkeit der Organe gewährleistet
Peritoneum parietale	äußeres Blatt des Bauchfells
Peritoneum viscerale	inneres Blatt des Bauchfells
Prädilektionsstelle	bevorzugter Bereich für eine Erkrankung
präperitoneal	vor dem Bauchfell; operativer Zugang zwischen dem Bauchfell und (den Schichten) der Bauchwand
Prävalenz	Krankheitshäufigkeit in der Bevölkerung
Prozessus vaginalis	‚Scheidenhautfortsatz'; Aussackung des Bauchfells und der inneren Rumpffaszie (*Fascia spermatica interna*) durch den Leistenkanal; embryonal entstanden
Punktion	Einstechen in einen Hohlraum des Körpers zur Entnahme diagnostischen Materials
Reponierung	Zurückdrücken des beim Leistenbruch durch die Bruchpforte hindurchgetretenen Bruchsacks hinter die Pforte

Resorption	Aufnahme körpereigener oder -fremder Stoffe (z. B. Netze) durch körpereigenes Gewebe
Rezidiv	Wiederauftreten einer physischen oder psychischen Erkrankung nach ihrer scheinbaren Heilung
Samenleiter	*Ductus deferens*; Teil des männlichen Genitaltrakts; geschlängelter, im entfalteten Zustand ca. 50 cm langer muskulärer Gang mit kleinem sternförmigen Lumen und dicker dreischichtiger Muskulatur zur Leitung der Spermien aus dem *Ductus epididymidis* in den *Ductus ejaculatorius*
Samenstrang	*Funiculus spermaticus*; etwa 20 cm langes Bündel aus Gefäßen, Nerven und dem Samenleiter, das beim Mann durch den Leistenkanal (*Canalis inguinalis*) zieht
Schambein	platter, winkelförmiger Knochen; Teil des Beckens
Schmerzpumpe	patientengesteuerte Schmerztherapie; auch PCA (Patient-Controlled Analgesia); erlaubt es dem Patienten, sich bei Schmerzen selbst ein schmerzlinderndes Medikament zu injizieren; wird häufig vor bzw. nach Operationen eingesetzt; gilt als sehr effektiv
serös	‚zum Blutserum gehörig'; u. a. Körperflüssigkeiten, mit der Konsistenz des Serums; siehe Serum

Serom	ein nicht vorgebildeter Hohlraum an der Hautoberfläche im Bereich von Wunden; mit Wundsekret und Lymphe gefüllt; erscheint gelegentlich an verschlossenen Hautwunden im Anschluss an eine Operation
Serum	Verkürzte Bezeichnung für Blutserum; flüssiger Teil des Blutes nach abgeschlossener Blutgerinnung; getrennt vom *Koagulum*
Shouldice	Edward Earle Shouldice (1890 – 1965), Kanadier; modifizierte die Technik Bassinis durch eine Schicht-Naht zur Schließung des Bruchpfortenverschlusses bei Leistenbruchoperationen
Sklerosierung	Verhärtung von Gewebe
Skrotalbereich	Bereich des *Skrotums*
Skrotalhernie	Hodenbruch
Skrotum	Hodensack; männliches Geschlechts-organ; Haut- und Muskelsack; enthält die Hoden, die Nebenhoden, den Anfang des Samenleiters und das Ende des Samenstrangs.
Sonographie	Medizin; Untersuchungstechnik von organischem Gewebe mit Ultraschall; Ergebnis: Sonogramm (Strukturinformation über das Gewebe)
Spinalanästhesie	eine Form der Regionalanästhesie, bei der ausgewählte Segmente im kaudalen (,fusswärts', unterer Bereich) Teil des Rückenmarks anästhesiert (betäubt) werden; sie zählt zur Gruppe der zentralen

	Leitungsanästhesien; wirkt in unteren Körperregionen
Stoppa	René Stoppa (1921 – 2006), Algerien; Chirurg
Symptome	alle Zeichen, die im Zusammenhang mit einer vermuteten Krankheit, entweder vom Patienten selbst ('Subjektives Symptom') oder vom Arzt ('Objektives Symptom'), wahrgenommen bzw. festgestellt werden
Syndrom	Gruppe zusammengehöriger Symptome
Tapen	Entlasten örtlicher Spannung durch ein Klebeband, z. B des Nabelbereichs nach einer Niederkunft
TAPP	Transabdominale Präperitoneale Netzimplantation; Transabdonimaler Hernienverschluss; Minimal-invasives Operationsverfahren zur Therapie einer Leistenhernie; in Minimal-invasiver Operationstechnik (MIC; Knopflochchirurgie, Schlüssellochchirurgie) wird ein Netz vom Bauchraum aus (*transabdominal*) nach Eröffnen des Bauchfells vor dieses (*präperitoneal*) auf der Bruchpforte plaziert
TEP(P)	Totale Transperitoneale Plastik; Extrapertionealer Hernienverschluss; Minimal-invasives Operations-verfahren zur Therapie einer Leistenhernie

	Nicht zu verwechseln mit Totalendoprothese TEP (künstlicher Gelenkersatz)
Thrombus	ein durch intravasale Gerinnung im Blutkreislauf entstandenes Blutgerinnsel
TIPP	Transinguinale Präperitoneale Netzplastik; offene Implantation, insbesondere großer Netze, bei großen Skrotalhernien oder komplizierten Rezidivhernien
transabdominal	vom Bauchraum aus
transinguinal	vom Leistenbereich aus
Trauma	ein Ereignis das einen Organismus verletzt oder schädigt
Trokar	Punktionsinstrument der Minimal-invasiven Chirurgie, um einen Zugang zu einer Körperhöhle herzustellen; auch zur Drainage (Absaugung) von Flüssigkeiten aus Körperhöhlen
Vaskularisation	Prozess der Neubildung kleiner Blutgefäße zur Versorgung eines Gewebes mit Gefäßen und Blutkapillaren.
ventral	zur Vorderseite des Körpers, eines Körperteils oder Organs orientiert
Viszeralchirurgie	Abdominalchirurgie, Bauchchirurgie; operative Behandlung der Bauch-Organe (gesamter Verdauungstrakt): Speiseröhre, Magen, Dünn- und Dickdarm, Enddarm, Leber, Bauchspeicheldrüse, Milz, Schilddrüse, Nebenschilddrüse, Brüche; Transplantation von Bauchhöhlenorganen: Leber, Niere,

	Pankreas, Dünndarm. Viszeralchirurgische Behandlung von Erkrankungen, Verletzungen, Tumoren, Entzündungen und Fehlbildungen von Organen
Vollnarkose	Allgemeinanästhesie; Narkose durch Anwendung von Anästhetikae; medikamentös induzierter Schlafzustand des Organismus zur Durchführung chirurgischer, diagnostischer oder therapeutischer Eingriffe ohne Schmerzempfindung und Abwehrreaktion
Zentralnervensystem	Nervenstrukturen in Gehirn und Rückenmark zur zentralen Reizverarbeitung (Integration und Koordination der aus der Peripherie einlaufenden sensorischen Reize)

26 Literatur

[Cochrane-Analyse, 2005 Ärzte Zeitung 23.10.2012 "TAPP besser als TEP"]

[Dt Ärztebl 1997; 94: A-3268-3276 Heft 48]

[Hackenbroch V: Messer ins Gemächt. Der Spiegel. Nr. 5, 2009, S. 104-106 (als PDF, online)]

[Stromayr C: Practica copiosa von dem Rechten Grundt deß Bruchschnidts. (1559), herausgegeben von Werner Friedrich Kümmel zusammen mit Gundolf Keil und Peter Proff, München 1983]

[Koch P: Die Geschichte der Herniotomie bis auf Scarpa und A. Cooper. Medizinische Dissertation, Berlin 1883]

[Moldaschl H.: Diagnose Magenkrebs. So habe ich überlebt. Edition Riedenburg. Salzburg. 2. Auflage, 2014. ISBN 978-3-902943-68-2]

[Nyhus L M: Classification of groin hernia: milestones. Hernia. Band 8, Nummer 2, Mai 2004, S. 87–88]

[Schenten F: Risikofaktoren für die Entstehung von Leistenhernienrezidiven – Eine retrospektive 10-Jahres-Analyse. (PDF; 1,6 MB) Dissertation, RWTH Aachen, 2008]

[Schumpelick V et al: Leistenhernien bei Erwachsenen und Kindern: A-3268 MEDIZIN Deutsches Ärzteblatt 94, Heft 48, 28. November 1997]

[Schumpelick V et al: Hernienchirurgie: Leistenhernien bei Erwachsenen und Kindern. Dtsch Arztebl 1997; 94(48): A-3268 / B-2759 / C-2563]

[Schumpelick V et al: Kurzlehrbuch Chirurgie ISBN 3131271272 c 2006. Georg Thieme Verlag Teil 2 S. Kap. 40 S. 664ff http://bilder.buecher.de/zusatz/20/20868/20868569_lese_1.pdf]

[Stromayr C: Practica copiosa von dem Rechten Grundt deß Bruchschnidts. (1559), herausgegeben von Werner Friedrich Kümmel zusammen mit Gundolf Keil und Peter Proff, München 1983]

[World J Surg 2012, online 7 September]

[Zieren J et al: Sexual function before and after mesh repair of inguinal hernia. Int J Urol. 2005 Jan; 12(1): 35-8]

[Zum Risiko chronischer postoperativer Beschwerden bei Verwendung von Netzen. Ann Surg. 2002 Mar; 235(3): 322-32]